Mirella Di Blasio

PREMENOPAUSIA
GUÍA NATURAL PARA SOBREVIVIR
CON **SERENIDAD, EQUILIBRIO** Y **SALUD**

ILUSTRACIONES DE **STEF HEENDRICKXEN** CON LA PARTICIPACIÓN DE **LISA SAMET**, NATURÓPATA

Grijalbo

Antes de poner en práctica cualquiera de los tratamientos
propuestos en este libro, consulta con tu médico.

Título original: *Préménopause*
Primera edición: junio de 2019

© 2018, Mirella Di Blasio
© 2019, Penguin Random House Grupo Editorial, S. A. U.
Travessera de Gràcia, 47-49. 08021 Barcelona
© 2018, Gallimard Ltée – Édito, Canadá
Publicado por acuerdo con Gallimard ltée – Édito en colaboración con sus agentes
debidamente designados L'Autre agence, París, Francia, y The Ella Sher Literary
Agency, Barcelona, España. Todos los derechos reservados.
© 2019, Noemí Sobregués Arias, por la traducción

Printed in Spain – Impreso en España

ISBN: 978-84-253-5792-3
Depósito legal: B-10.617-2019

Compuesto en M. I. Maquetación, S. L.

Impreso en Gráficas 94, S. L.
Sant Quirze del Vallès (Barcelona)

GR 5 7 9 2 3

Penguin
Random House
Grupo Editorial

Dedico este libro a las mujeres guerreras que se mantienen en pie en la adversidad y a mi querido Pierre, que, contra viento y marea, ha seguido a mi lado durante todos estos años

MIRELLA

MI PUNTUACIÓN: 30 DE 35

La premenopausia es un tema tabú. ¿Quién quiere hablar de ella sin confesar su edad o sin temer que la consideren una histérica a la que deberían administrar una buena dosis de antidepresivos? Se me ocurrió escribir este libro cuando los síntomas se acumularon. ¡Son 35! Y de esos 35, yo experimenté 30. Como puntuación, no está mal.

Quería
DEJAR a mi pareja,
TIRARME de un puente,
HUIR de mis responsabilidades,
ESCONDERME hasta que se me pasara,
VENDER a mi madre,
MANDAR A PASEO a mis clientes…

No me reconocía a mí misma.
Estaba muerta de cansancio.
Creí que estaba volviéndome loca.

Y un día me di cuenta de que me sentaba bien reírme de mis desgracias y hablar de ellas con mi pareja, mi homeópata y mis amigos y amigas. Estos divertidos diálogos sobre la premenopausia y los síntomas que acarrea no solo me ayudaban a mí, sino que animaban a mis interlocutores a contarme cómo se sentían y reforzaban los vínculos cuando mis cambios de humor podrían haberlos agotado.

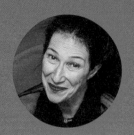

Ahora que estoy al otro lado y que mis hormonas se han calmado, quiero decirte que es normal que te sientas como te sientes y que es normal que sufras como sufres. Es un mal momento por el que hay que pasar, y esta es precisamente la buena noticia: tu estado es pasajero. ¡Hay luz al final del túnel!

Así que voy a abordar los 35 síntomas de la premenopausia y a contarte mis experiencias personales y los trucos que he descubierto para atravesar este período de mi vida de la manera menos dolorosa posible.

Espero que estas páginas te den un pequeño respiro, te ayuden a desdramatizar y sensibilicen a tu entorno respecto de lo que estás pasando.

Celebremos este «rito de paso» riéndonos, ¡también de nosotras mismas!

Mirella

LOS 35 POSIBLES SUPLICIOS
(MARCA LOS QUE SUFRES)

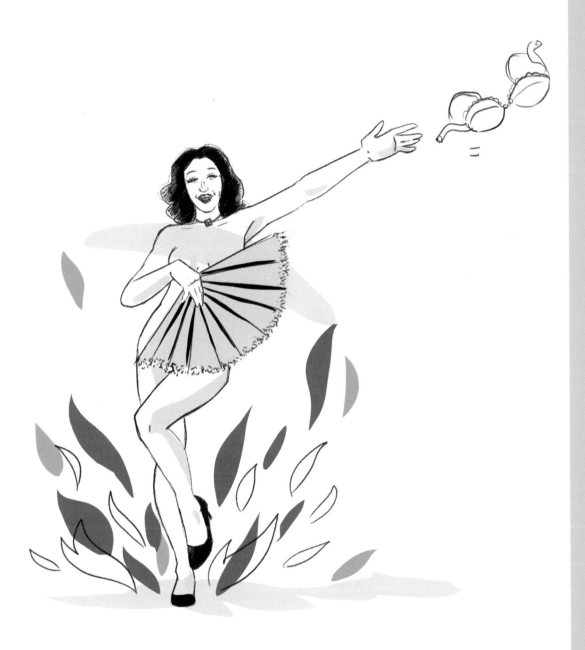

Síntoma n.º 1

SOFOCOS

Tanto si eres una mojigata como si eres una desvergonzada, los sofocos te convertirán en una auténtica stripper y querrás gritar «¡Desnúdame!», para volver a vestirte en cuanto se haya pasado el efecto. Y si, como en mi caso, tiendes a sudar mucho cuando haces deporte, ¡no te queda nada...! No voy a mentirte: este síntoma es el más duro, sobre todo porque resiste la premenopausia y se mantiene durante la menopausia.

Cuando todo el mundo a tu alrededor recibe los días soleados con una sonrisa, tú eres la única que alberga la esperanza de que este año no llegue una ola de calor. Y si por casualidad tu pareja te propone ir de vacaciones a Miami, le comentarás si no le apetece más ir a la Patagonia.

Si aún no has tenido sofocos, imagínate lo incómodo que resulta estar en una reunión de trabajo en la que todo el mundo lleva puesta su chaquetita en una sala con el aire acondicionado demasiado alto mientras tú sudas la gota gorda, sacas el abanico y todo el mundo te mira...

¿Cómo se producen? Los sofocos surgen en la parte inferior del abdomen o del cuello y te incendian toda la cara. En cuestión de segundos, adquieres (o no, depende) un bonito color de gamba, pero sobre todo se te forman gotas de sudor en las sienes, la nuca, debajo de la nariz, entre los pechos, en la espalda, en el cuero cabelludo… ¡Es para tirarse de los pelos! Luego llegan los escalofríos, que te recorren el cuerpo y te dejan la ropa y la piel húmedas, y a veces también grandes chorretones de maquillaje…

Y, por si fuera poco, los sofocos van acompañados de otro síntoma de este bonito período: la irritabilidad. Y sí, sudar la gota gorda hace que te hierva la sangre.

¿Qué hacer?

El abanico es tu mejor amigo y debes tener uno a mano en todo momento. Es más elegante que una carta (en el restaurante), una libreta (en el despacho) o un folleto (en una tienda).

¿Mi segundo consejo? Cultiva el sentido del humor y sé ocurrente. Es preferible reírse con los demás de lo que te pasa que fingir que todo va bien. Te ganarás muchas simpatías.

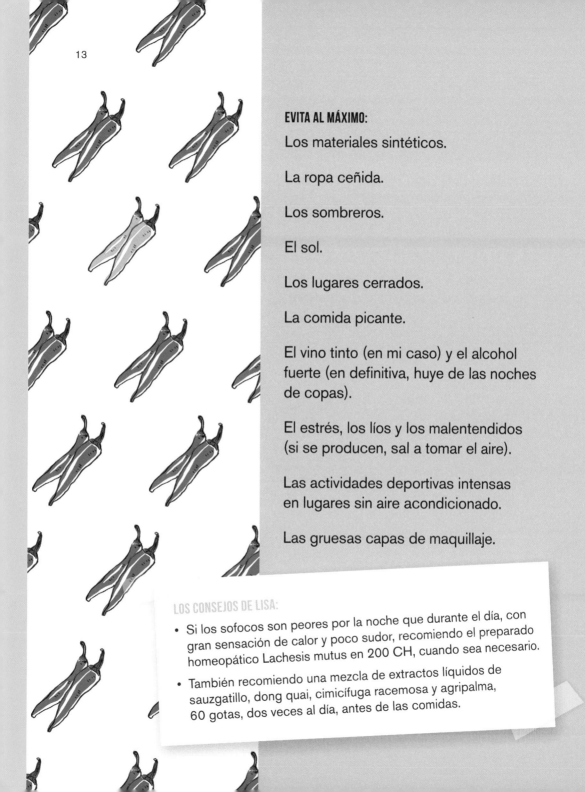

EVITA AL MÁXIMO:

Los materiales sintéticos.

La ropa ceñida.

Los sombreros.

El sol.

Los lugares cerrados.

La comida picante.

El vino tinto (en mi caso) y el alcohol fuerte (en definitiva, huye de las noches de copas).

El estrés, los líos y los malentendidos (si se producen, sal a tomar el aire).

Las actividades deportivas intensas en lugares sin aire acondicionado.

Las gruesas capas de maquillaje.

LOS CONSEJOS DE LISA:

- Si los sofocos son peores por la noche que durante el día, con gran sensación de calor y poco sudor, recomiendo el preparado homeopático Lachesis mutus en 200 CH, cuando sea necesario.
- También recomiendo una mezcla de extractos líquidos de sauzgatillo, dong quai, cimicífuga racemosa y agripalma, 60 gotas, dos veces al día, antes de las comidas.

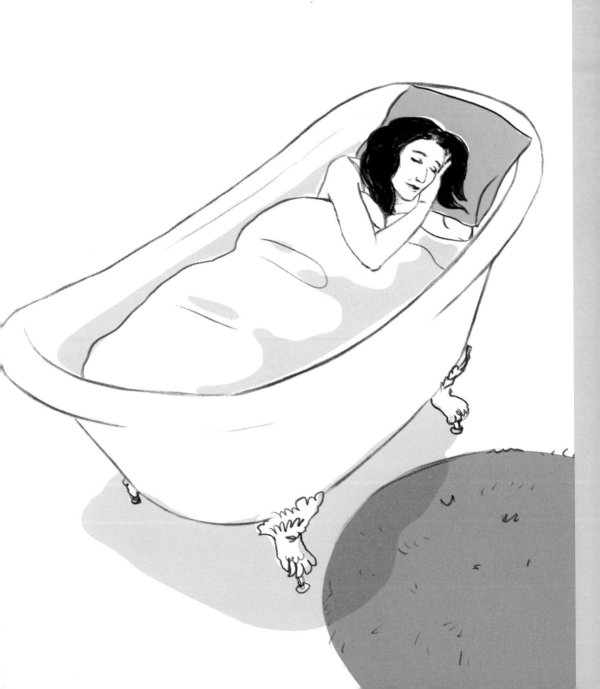

Síntoma n.º 2

SUDORES NOCTURNOS

«¿Qué me pasa? Estoy empapada y tengo frío. ¿Me he hecho pis en la cama o qué?» Ni se me había pasado por la cabeza que mi metabolismo iba a activarse tanto durante la noche. Te aseguro que, de la lista de síntomas más que desagradables, este es el primero.

Empezó con la sensación de tener calor. Tenía la piel húmeda. Mi pareja, que solía dormir pegado a mí, me soltó, con razón: «¡Aparta, que tengo calor!». No sé en tu caso, pero yo por las noches me convierto en un monstruo.

Unos meses después, se formaban gotas de agua entre mis pechos y en la nuca. En ese momento empezó el baile del edredón: saco un pie, vuelvo a meter el pie; saco un brazo, vuelvo a meter el brazo; retiro el edredón, vuelvo a colocar el edredón. ¡Menuda gimnasia!

Pero mis sorpresas no habían acabado. Los sudores nocturnos se intensificaron con el paso de los meses, hasta el punto de que decidí rebautizarlos como «inundaciones nocturnas». Si, como se afirma, el 60 % del cuerpo humano es agua, te aseguro que yo perdía al menos un 10 % cada noche. Me sentía como un escurridor.

Los poros de mi piel chorreaban.

Calor, frío, cambio de pijama.

Calor, frío, cambio de sábanas.

Calor, frío, ¡cambio de cuerpo!

Estaba fascinada y furiosa a la vez.

También esta vez mi «querida bruja» me salvó con unas bolitas que redujeron mis sudores.

Entre nosotras, en aquel momento todavía vivía con mi pareja. Ahora vivimos en el mismo edificio, pero cada uno en su piso. ¿Es una consecuencia de la premenopausia? ¿Le dije lo suficiente que merecía la medalla al valor y a la tolerancia por haber sufrido todos mis cambios de humor en aquella época? En cualquier caso, lo hecho hecho está.

LOS CONSEJOS DE LISA :

- Plantéate consultar a un homeópata. La homeopatía hace maravillas para reequilibrar las hormonas, normalizar la temperatura corporal y reducir los sudores nocturnos.
- Prueba una mezcla proestrogénica que incluya: cimicífuga racemosa, trébol rojo, ñame silvestre, isoflavonas de soja, dong quai, raíz de regaliz y aceite de onagra.

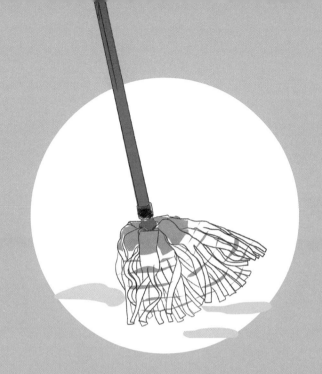

MI EMPUJONCITO:

Deja camisones o pijamas de recambio al lado de la cama.

Mete toallas debajo de las sábanas en lugar de cambiar las sábanas en plena noche.

Explícale a tu pareja que durante un tiempo vas a estar nerviosa.

Evita cabrearte con tu pareja si se pega demasiado a ti.

Coméntalo cuanto antes con tu naturópata, homeópata, médico…

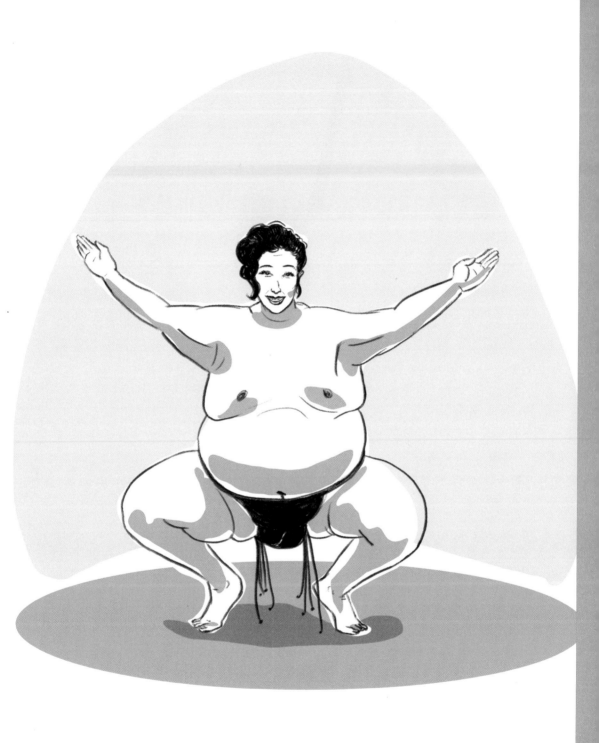

Síntoma n.º 3

RETENCIÓN DE LÍQUIDOS

¿Te has disfrazado alguna vez de luchador de sumo? Es la imagen que se me pasa por la cabeza cuando recuerdo la fase de retención de líquidos. Era como si hubiera aire entre mi piel y el resto de mi cuerpo.

Si has estado embarazada, seguro que sabes de lo que hablo. Como yo no he tenido esa suerte, puedo decirte que cuando constaté que mis rodillas, pantorrillas, muñecas, brazos y barriga habían duplicado su volumen, poco me faltó para plantarme en urgencias. Una vez más, mi pareja frenó mi impulso hacia el hospital.

Lo que hice fue llamar al 811 que, para los que no lo sepan, es el número del servicio telefónico médico de Quebec, que nos permite hablar con enfermeras de nuestros problemas de salud en lugar de abalanzarnos sobre el primer médico disponible.

Describí a la persona que me atendió el estado de mis piernas, que se habían convertido en dos gordas morcillas. Tras un rápido interrogatorio, descartó la hipótesis de flebitis. Se trataba sencillamente de un problema de retención de líquidos. «Señora, de eso no se muere nadie.» «Qué bien.» me dije. «¡Un fastidio más, gracias!» En aquella época no tenía ni idea de que, además de los sofocos, el insomnio, los cambios de humor, la incontinencia y las crisis de ansiedad, a la lista de los síntomas de la premenopausia, había que añadir la retención de líquidos, ni de que había 29 síntomas más que podía llegar a sufrir.

Durante varios años, este síntoma aparecía y desaparecía, como si jugara al escondite conmigo. Hasta que un verano, junto al mar, el volumen de mi barriga se duplicó en unos días. Parecía que me había tragado una sandía entera. Mi pareja, mi hermana, mi madre, todos se dieron cuenta. ¡No me lo podía creer! Después leí que la retención de líquidos puede provocar un cambio brusco de peso de varios kilos en 24 horas.

A partir de ese momento opté por bañadores con nido de abeja por delante para atenuar mi barriga y por faldas largas para disimular mis gruesos tobillos. Empecé a llevar sandalias con tiras ajustables. Guardé en el armario mis pantalones ceñidos. Y empecé a soñar con países nórdicos, donde el frío reina 365 días al año.

LOS CONSEJOS DE LISA :

- Añade generosas cantidades de perejil a tus comidas y bebe infusiones de diente de león. Ambos son diuréticos naturales.

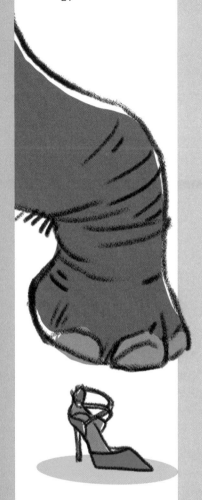

MIS CONSEJOS DE AMIGA:

Bebe mucha agua.

Evita las comidas picantes y saladas,
el azúcar refinado, los platos precocinados
(por su alto contenido en sodio) y los
embutidos.

Descubre los alimentos que te hinchan
y evita comerlos.

Si tienes bolsas debajo de los ojos,
levanta la cama por la cabecera.

No te pongas ropa con gomas que te
aprieten los tobillos, la cintura o los brazos,
para evitar las molestias al final del día.

Despídete temporalmente de joyas como
los anillos y las pulseras.

Guarda tus zapatos en punta en el
armario durante un tiempo.

Sé optimista. ¡Es pasajero!

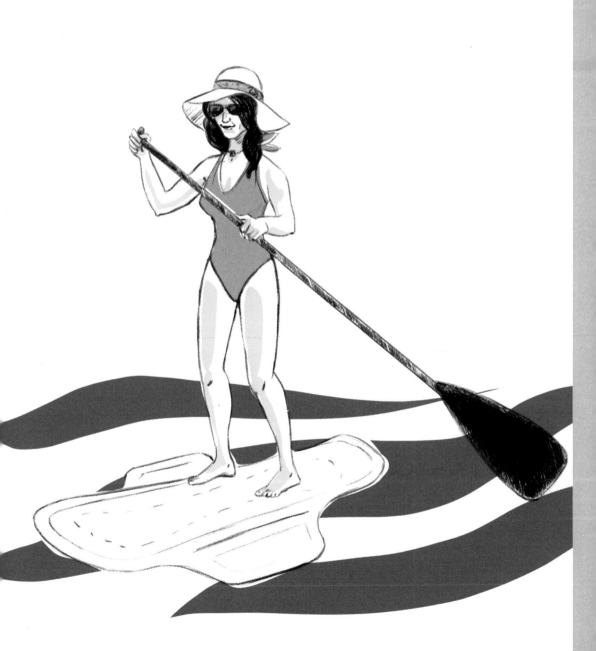

Síntoma n.º 4

MENSTRUACIONES IRREGULARES/ABUNDANTES

Toda la vida he tenido un ciclo menstrual de 28 días, la ovulación el día 14 y menstruaciones ligeras que duraban 3 o 4 días. Funcionaba como un reloj, por así decirlo. Cada mes, mi marido y yo sabíamos exactamente cuándo iba a golpearme el síndrome premenstrual (SPM). Él sabía que yo iba a poner en cuestión mi vida, y yo temía las previsibles crisis existenciales.

A los 46 años empecé a tener reglas que duraban de 6 a 8 días, y el volumen del flujo se duplicó. Pasé de los tampones mini a los súper plus, que debía cambiarme cada hora. Poco después se me trastocó la regularidad del ciclo. Pasó de 28 días a 36. Como soy una personalidad de tipo A, es decir, con tendencia a querer controlar las cosas, estos cambios me alteraron profundamente.

La primera vez que tuve una regla abundante, estábamos en un bar tomando algo con unos amigos que se encontraban de paso. Iba vestida de blanco de la cabeza a los pies cuando de repente sentí una sustancia cálida y viscosa resbalándome entre las piernas. Me levanté de la mesa a toda prisa, en dirección al baño. Cuando me bajé mi pantalón blanco preferido, había tanta sangre que parecía que estuviera en la escena de un crimen. Me quité todo menos la blusa, que estaba indemne, y tuve que hacer la colada en el lavabo. Por suerte, estaba en el baño para personas con movilidad reducida. Envolví mi tanga mojado con papel higiénico para hacerme una compresa temporal, me puse el pantalón, también mojado, y salí en busca de una mujer que pudiera ofrecerme un tampón.

La camarera con la que me crucé al salir no tenía. Sabía qué edad tenía mi amiga y me temía que tampoco ella llevara. Resumiendo, me quedé inmóvil toda la noche, con las piernas apretadas con todas mis fuerzas para que la compresa casera que tenía entre los muslos no se moviera. Me sentía tan incómoda que no podía concentrarme en nada más.

Las menstruaciones irregulares me hicieron vivir otras aventuras. Por ejemplo, muchas veces pensé que estaba embarazada. Durante 6 meses, cuando tenía 48 años, hice una prueba de embarazo tras otra. Aunque sabía que era poco probable, no podía evitarlo. Retrospectivamente, me digo que iba bastante desencaminada. En efecto, ¿qué posibilidades hay de quedarse embarazada cuando el deseo sexual está tan por los suelos que los escarceos amorosos casi han desaparecido de nuestra vida?

Durante la premenopausia ya no reconocerás tu cuerpo ni tu personalidad. En ocasiones te resultará difícil adaptarte a estas nuevas realidades. Te aconsejo que aceptes estos cambios, que tengas paciencia y que te quieras a ti misma. En cuanto haya pasado este período difícil, te sentirás liberada del enorme peso que llevabas sobre los hombros desde hacía tanto tiempo… ¡Te lo prometo!

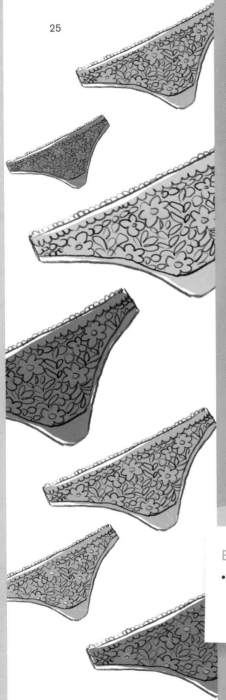

MIS CONSEJOS:

Evita vestirte de blanco.

Compra sábanas de colores oscuros.

Mete compresas o tampones para flujo abundante en todos tus bolsos. Más de una vez me ha librado de situaciones embarazosas.

Lleva siempre toallitas húmedas.

No dudes en hacerte pruebas de embarazo para quedarte tranquila… Acabarás riéndote.

EL CONSEJO DE LISA :

- Plantéate consultar a un homeópata. La homeopatía hace maravillas para reequilibrar las hormonas y regularizar las reglas y el flujo menstrual.

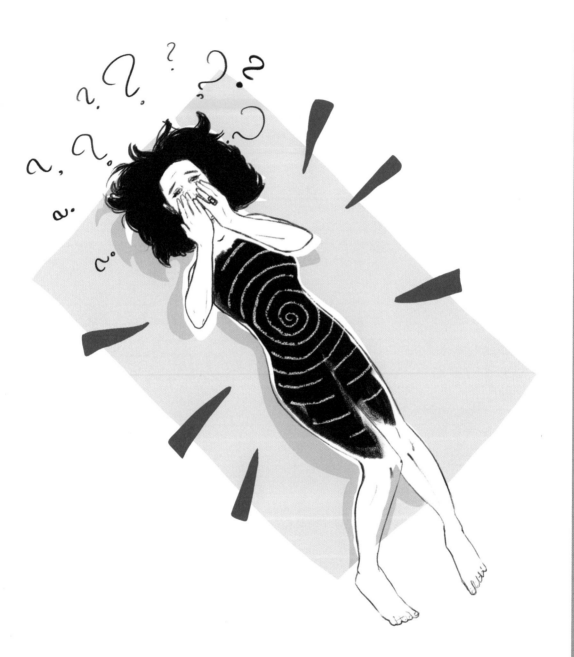

Síntoma n.º 5

ANSIEDAD

La ansiedad no avisa. Surge de la nada. He hablado con ella muchas veces. He querido negociar con ella. Le he suplicado que desapareciera de mi vista. Incluso le he jurado por mi madre que me convertiría en mejor persona si me dejaba en paz. Para nada.

Esta intrusa no tiene hora, ni razón de ser, ni elemento desencadenante, y se mete en tu vida sin previo aviso. Cuando ha concluido su sombría labor, se marcha como llegó, desaparece, se desvanece. Es una auténtica hechicera.

Te has despertado contenta y de repente te falta el aire. Una reunión de trabajo estimulante se convierte en un calvario, y una cena con amigos, en un suplicio.

Atención, que sientas ansiedad no quiere decir que estés volviéndote loca, que estés perdiendo el control de la situación y que no vayas a recuperar la tranquilidad mental. Se trata de un síntoma como cualquier otro, causado por tu cuerpo, que reacciona a una carencia hormonal. Intenta no olvidarlo cuando de repente te quedes sin aliento y te dé la impresión de que tu cabeza y el resto de tu cuerpo están divididos en dos partes independientes.

Cada vez que aparece la ansiedad, en mi mente se produce un diálogo:

—Me voy a morir.
—No, ya sabes de qué va, solo es otra crisis de ansiedad. Siempre las has superado.
—Sí, pero quizá esta vez no. ¡Parece un infarto!
—¡Déjate de películas y cálmate!

Me sé el diálogo de memoria. Todavía ahora sufro estos signos físicos a menudo. Con los años he aprendido a aceptarlos en lugar de huir de ellos.

¿Cómo escapar del asedio de la ansiedad? Respira hondo o canta. O bien túmbate donde sea, sí, digo donde sea, realiza una gran inspiración abdominal y llénate al máximo de aire. Luego espira lentamente imitando el sonido de una serpiente: «Sssssssss…». Concéntrate en esta espiración lenta. Repite el ejercicio hasta que empieces a bostezar. Te aseguro que este ejercicio me ha «salvado la vida» muchísimas veces.

Encuentra la herramienta más eficaz para ti, la que te ayudará a salir de esta situación de pánico recurrente. ¿El yoga, la meditación, las bolitas homeopáticas? Con el tiempo, las crisis serán cada vez menos frecuentes, y una placentera sensación de victoria ocupará su lugar.

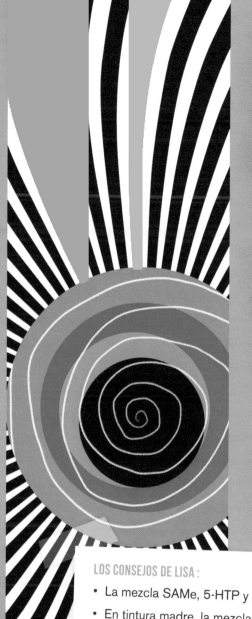

MIS CONSEJOS:

Escucha una canción que te guste
y canta a voz en cuello.

Respira aceite esencial de lavanda,
un tranquilizante natural utilizado en
aromaterapia.

Haz limpieza. Calma los nervios.

Habla con una persona que te tranquilice.

Toma lo que tu naturópata o tu
homeópata te haya recomendado.

Echa mano de tu cajita de la felicidad
(una caja llena de frases que te hagan
feliz), si tienes una. Si no, ya va siendo
hora de que te la construyas.

LOS CONSEJOS DE LISA :

- La mezcla SAMe, 5-HTP y GABA ayuda a tranquilizar el sistema nervioso.
- En tintura madre, la mezcla de albahaca sagrada, rhodiola y
ashwagandha permite tranquilizar y tonificar el sistema nervioso.
- Descubre el EFT, o *tapping*, y utiliza esta efectiva técnica cuando surja
la ansiedad. ¡Es increíblemente eficaz!

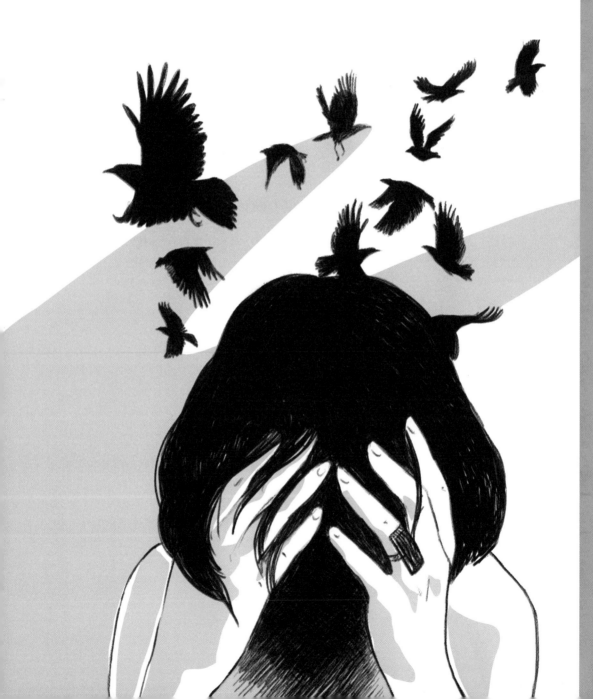

Síntoma n.º 6

DEPRESIÓN

La larga mala racha que supuso pasar la premenopausia trajo consigo la confusión y el decaimiento, por decirlo suavemente. Imagínate. Tenía problemas de sueño, quería arrancar la cabeza a todo el mundo, sufría una crisis de ansiedad tras otra, ya no deseaba a mi pareja, me dolía todo, creía que tenía Alzheimer y un largo etcétera. No es de extrañar que mi médico, al ver mi expresión desconcertada y mi cara afligida, me propusiera tomar antidepresivos.

Mi estado depresivo era más fluctuante que la Bolsa. Muchas veces se me pasó por la cabeza la idea de suicidarme, y recordar esos momentos me pone la carne de gallina. Empecé a hacerme preguntas existenciales del tipo: «¿Para qué? ¿Por qué estoy en el mundo? ¿Todo esto para qué?». Pasé meses invadida por una sensación de profunda tristeza. Me vestía con ropa ancha y no tenía ganas de ducharme, de maquillarme ni de peinarme. Evitaba hablar con nadie e incluso ver a mi madre por miedo a echarme a llorar y no poder parar. Sentía un profundo deseo de desaparecer. Mis descensos al infierno eran especialmente vertiginosos por la mañana.

Recuerdo haber escrito mentalmente muchas veces cartas de despedida a mi pareja, a mi madre, a mi hermana, a sus hijos, a mi hermano, a sus tres hijos, a mis amigos… Creo que lo que me impidió dar el paso fue la falta de valor y lo que quedaba de mi carácter luchador. También debo mi salvación a Lisa, mi homeópata, con la que hablé por teléfono muchas veces. Con su voz tranquilizadora, me hacía las preguntas adecuadas y me recetaba bolitas mágicas para contrarrestar mis sombríos pensamientos.

Nuestra mente es frágil. Somos plenamente conscientes de ello después de haber convivido con nuestro lado oscuro…

La depresión se ha cobrado muchas víctimas en mi entorno femenino. Las estadísticas dicen que una de cada cuatro mujeres de entre 45 y 64 años recibe tratamiento contra la depresión. Una de las primeras causas es el estrés relacionado con los síntomas de la premenopausia. La explicación es sencilla: el estrógeno y la progesterona son dos hormonas vinculadas con los centros nerviosos de nuestro cerebro que regulan y controlan el estado de ánimo. Cuando el nivel de estas hormonas disminuye, especialmente el del estrógeno, podemos pasar por períodos de profunda tristeza similares a la depresión.

AUNQUE SOLO SEA POR ESTA VEZ, SIGUE MIS CONSEJOS DE AMIGA:

Consulta a profesionales de la salud ante los primeros signos de depresión. No te avergüences de lo que te pasa.

No te aísles. Mantente en contacto con tu familia y tus amigos.

Comparte tus sentimientos con tus seres queridos y no temas llorar.

Ten confianza. Esta situación es temporal.

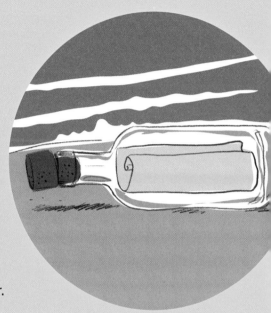

LOS CONSEJOS DE LISA :

- La mezcla SAMe, 5-HTP y hierba de San Juan mejora el estado de ánimo.
- En tintura madre, la mezcla de albahaca sagrada, rhodiola y ashwagandha permite tranquilizar y tonificar el sistema nervioso.
- Descubre el EFT, o *tapping*, y utiliza esta técnica en cuanto sientas que te sobreviene un episodio depresivo. Practica también la meditación de conciencia plena para anclarte en el momento presente y volver a centrarte.

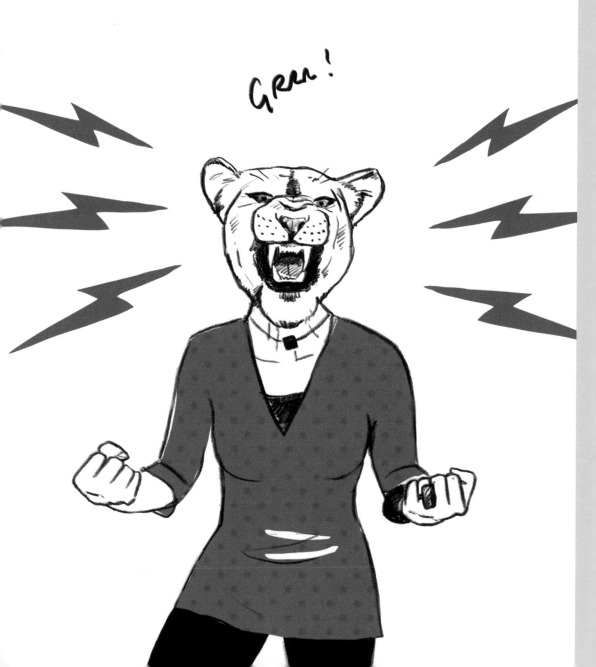

Síntoma n.º 7

IRRITABILIDAD

Ante todo, se impone un *mea culpa* general y público. A mi familia, mis amigos y mis colaboradores, así como a todos los policías, farmacéuticos, cajeros, informáticos, aduaneros, vendedores, conserjes, telefonistas, encargados, proveedores, vecinos, conductores o recepcionistas con los que me crucé durante mis fases de irritabilidad les pido que me disculpen por haberlos tomado por cabezas de turco, víctimas propiciatorias, sacos de boxeo y chivos expiatorios. Llamaos como queráis. Todos habéis pagado el pato.

No tardé en perder la cuenta de la cantidad de veces que se me habían cruzado los cables. Todo se convirtió en causa de irritabilidad. Todo era una excusa para protestar y poner a alguien en su sitio. En el trabajo, en cuanto sentía la necesidad de desahogarme, seleccionaba al primer proveedor al que había que llamar al orden y vertía sobre él mi bilis sin la menor medida. Solo conseguía contenerme con las personas mayores, hombres y mujeres, y con los niños.

No soportaba el ruido cuando en el edificio de mi despacho estaban haciendo obras. Los problemas informáticos me sacaban de mis casillas. Los atascos me volvían loca. Las colas, que algo no funcionara, los impuntuales, una pequeña herida, una pestaña en el ojo, un sujetador demasiado apretado, un neumático desinflado, un vuelo con retraso, un sofoco, cualquier cosa era una excusa para explotar. No controlaba ni mis palabras ni mis gestos. Me pasé cantidad de veces. Dentro de mí habitaba un león que rugía continuamente.

¡Estaba de los nervios!

Sin contar con que gastar tanta energía peleando día tras día es agotador. Y por no hablar de los remordimientos que te asaltan después y que te amargan la vida.

He abordado este tema con varias mujeres y todas me han dicho lo mismo: que por momentos sentían tanta rabia y estaban tan enfadadas que temían hacer algo irreparable. Una de ellas me contó que se alteraba tanto que creía que su cuerpo iba a explotar e implosionar a la vez. Me tranquilizó saber que no era la única que experimentaba estas sensaciones.

Atención, si tu pareja se convierte en una «bomba de relojería» y es de tu generación, es muy posible que también él sea víctima de este síntoma. La andropausia causa tantos estragos en los hombres como la premenopausia en las mujeres.

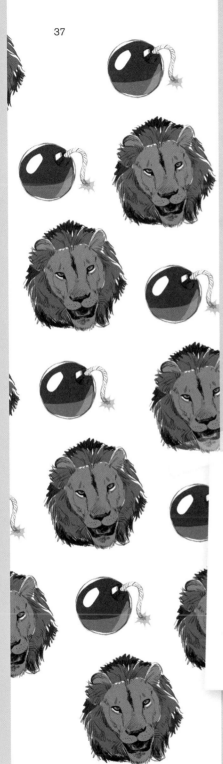

MIS CONSEJOS :

Evita las situaciones que te irriten normalmente.

No muerdas los anzuelos que te ofrezcan.

Respira hondo.

Medita. Yo debería haber empezado a meditar antes. Creo sinceramente que mis crisis no habrían sido tan violentas.

Confiesa a tus seres queridos que estás nerviosa.

Pide perdón si has sufrido una crisis.

LOS CONSEJOS DE LISA :

- La mezcla de SAMe, 5-HTP y hierba de San Juan mejora el estado de ánimo.
- En tintura madre, la mezcla de albahaca sagrada, rhodiola y ashwagandha permite tranquilizar y tonificar el sistema nervioso.
- Descubre el EFT, o *tapping*, y utiliza esta técnica en cuanto te sientas irritable.
- Practica también la meditación de conciencia plena para anclarte en el momento presente y volver a centrarte.

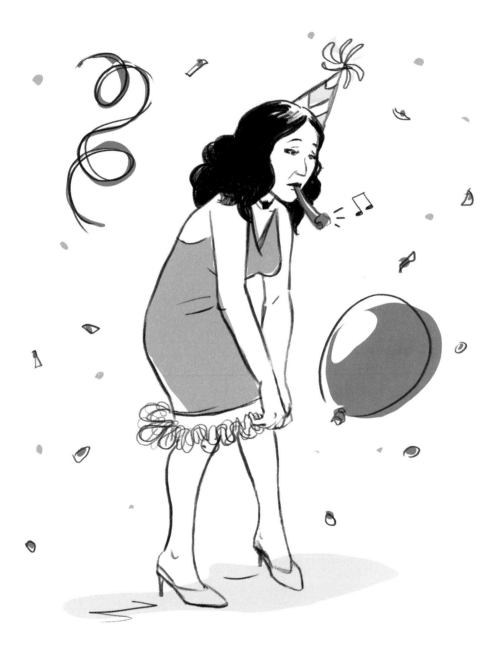

Síntoma n.º 8

CAMBIOS DE HUMOR

Lo quiero.

No lo quiero.

Lo quiero.

No lo quiero.

Lo quiero…

He llamado a este fenómeno la «fase de estados antinómicos». A veces incluso sufría varios estados contrarios al mismo tiempo. Como un cielo tormentoso atravesado por un arcoíris. Por ejemplo, recuerdo que una mañana me eché a llorar estando totalmente alegre. Era incapaz de poner nombre a la emoción que suscitaba aquellas lágrimas. Como si mi cabeza y mi corazón fueran dos entidades distintas.

Nadie escapaba a mis cambios de humor: mi pareja, mi familia, mis suegros, mis amigos, mis compañeros de trabajo, el perro e incluso yo misma. Las ideas contradictorias chocaban entre sí en mi cerebro: «Odio mi trabajo. Estos clientes y yo no compartimos los mismos valores. Voy a decirles que no me interesa». Y al día siguiente me sorprendía pensando: «Pues son muy majos».

Otra vez iba por la calle tan contenta, en un día soleado, y al cruzarme con un vagabundo me eché a llorar.

Pasaba de la pura alegría a la pena abismal o de la compasión extrema a la insensibilidad total. Sentía satisfacción y después una profunda amargura, saltaba de un estado apacible y paciente a una impaciencia sin límites. Era tolerante por la mañana e intolerante por la tarde.

Estoy de acuerdo en que estos cambios de humor pueden ser de lo más desconcertantes para todos los desafortunados que revolotean a nuestro alrededor. Decir que en esos momentos no es fácil entendernos es un auténtico eufemismo. Las conversaciones son surrealistas, agotadoras y exasperantes.

El hecho de ser consciente de ello fue ya de por sí un remedio. Cuando entendí que mis altibajos eran consecuencia directa de la ralentización de mi maquinaria hormonal, resultó más sencillo explicar mis «grandes bandazos» emocionales. Conseguí que todos entendieran lo que me estaba pasando y que me perdonaran. Pero antes tuve que perdonarme a mí misma. Luego, todos nos reímos.

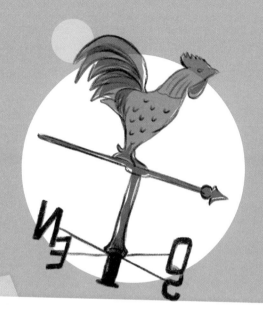

- La mezcla de SAMe, 5-HTP y hierba de San Juan mejora el estado de ánimo.

- En tintura madre, la mezcla de albahaca sagrada, rhodiola y ashwagandha permite tranquilizar y tonificar el sistema nervioso.

- Descubre el EFT, o *tapping*, y utiliza esta técnica en cuanto te sientas inestable.

- Practica también la meditación de conciencia plena para anclarte en el momento presente y volver a centrarte.

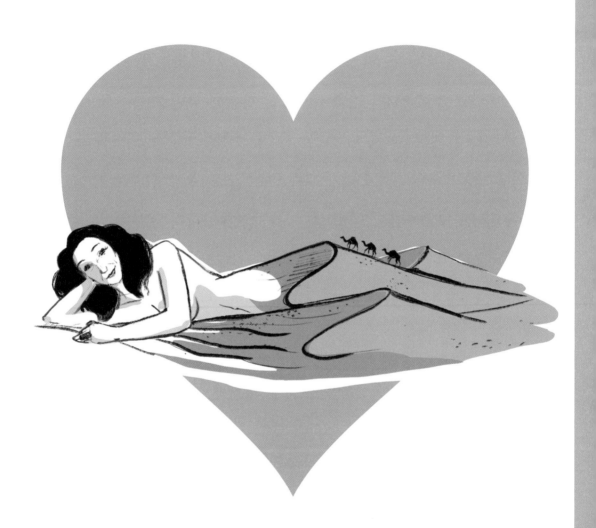

Síntoma n.º 9

SEQUEDAD VAGINAL

Está claro que vas a saberlo todo sobre mi vida… Así que hablemos de lubricantes. Antes de la premenopausia, nunca los había utilizado para facilitar mis relaciones sexuales. A veces necesitaba un poco de saliva, pero si la duración y la calidad de los preliminares eran buenos, acogía el sexo de mis parejas sin productos lubricantes. Con el paso del tiempo observé que la penetración era más difícil, pero lo atribuí a mi pérdida de deseo sexual.

Una noche, después de un aperitivo formado por pequeños rituales traviesos que me ponen a cien, constaté que estaba tan húmeda como el desierto del Sahara. Como sentía deseos de hacer el amor, cosa que en aquel período era cada vez más raro, insistí en pasar a la acción… pero me retorcí de dolor. El miembro de mi pareja era como papel de lija y sus vaivenes rascaban las mucosas de mi vagina. Mi dolor era tan evidente que mi marido se estremeció de compasión. Todo deseo futuro acababa de quedar cortado de raíz. Acababa de sentir mi primera sequedad vaginal.

Los síntomas de la premenopausia relacionados con la vida sexual (pérdida de deseo sexual, menor capacidad para llegar al orgasmo, hipersensibilidad de los pechos y sequedad vaginal) suponen grandes retos para una pareja. Lo más difícil para mí fue enfrentarme al constante sentimiento de culpa. Me sentía culpable por no poder sentirme húmeda, por frustrar a mi pareja, por inventar excusas a paladas, por evitar los gestos de intimidad y por haber dejado de desempeñar mi papel de cónyuge y de mujer. La premenopausia era sinónimo de fuente inagotable de frustraciones. En cuanto conseguía dominar una situación sobre la que no tenía ningún control, otro síntoma surgía de ninguna parte. ¿Lograríamos salir indemnes?

Este malestar también es atribuible a la caída de los niveles hormonales, en concreto del estrógeno. Sí, esta hormona tiene sus ventajas. En algunas mujeres, la sequedad vaginal también puede causar picor y sangrados durante las relaciones sexuales. Pero la buena noticia es que hay productos que evitan que te sientas seca. Para mantener la mucosa bien hidratada y menos frágil se aconseja utilizar lubricantes naturales, sin perfume y con un pH neutro. Hay hidratantes y lubricantes vaginales, en forma de aplicadores de crema, que restauran la hidratación durante tres días y que consiguen que las relaciones sexuales sean mucho menos dolorosas. El único inconveniente de este tipo de productos es que debes utilizarlos de uno a dos días antes de hacer el amor, lo que deja poco margen a la espontaneidad. Si no, te aconsejo que busques en tiendas de productos naturales lubricantes que puedan sacarte del apuro cuando te apetezca.

Unas palabras de ánimo para concluir. Que sepas que desde que he llegado a la menopausia, mis órganos sexuales han recuperado su forma olímpica. La incomodidad de la penetración ha desaparecido y el placer de hacer el amor ha vuelto.

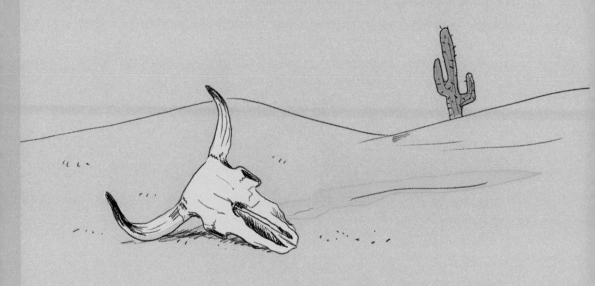

LOS CONSEJOS DE LISA :

- Utiliza una crema de ñame silvestre para aumentar la elasticidad de los tejidos.

- Prueba el aceite de coco, un lubricante natural, para prevenir las laceraciones vaginales durante las relaciones sexuales.

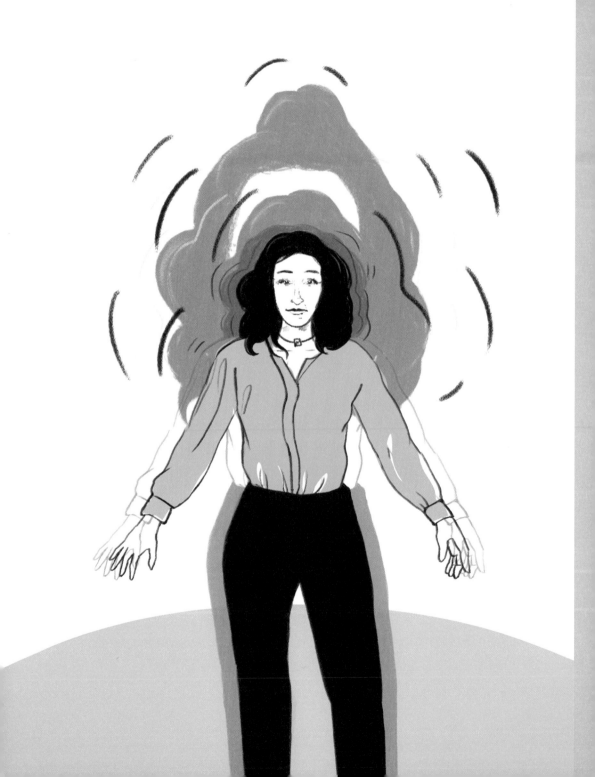

Síntoma n.º 10

DOLORES DE CABEZA

Los cambios hormonales a menudo provocan dolores de cabeza. Si sueles tenerlos antes de la regla, es muy posible que lo pases mal durante la premenopausia. Y para colmo de desdichas, es posible que esos dolores persistan cuando hayas llegado a la menopausia, como me sucedió a mí. «En las mujeres propensas a migrañas, los dolores de cabeza aumentan de un 50 a un 60 % durante la premenopausia y la menopausia», resume el doctor Vincent Martin, profesor de medicina de la Universidad de Cincinnati, al principio de un estudio sobre este tema. Según este estudio se consideraba que las pacientes sufrían migrañas a partir de 10 crisis de dolores de cabeza por mes.
Yo tenía más.

Me despertaba por la noche con el cuello rígido, con la cabeza a punto de explotar y los dientes apretados. Un dolor tan intenso que me daban ganas de gritar o de golpear a lo primero que se cruzara en mi camino, personas incluidas. Con el paso del tiempo, los dolores de cabeza se hicieron más frecuentes y duraban varios días consecutivos. Tomaba Tylenol cada cuatro horas. No soportaba el menor ruido, perdía la paciencia y me ponía furiosa. Hay que vivirlo para entenderlo. El dolor es agotador. Yo estaba acostumbrada, pero también empecé a quejarme. Una excusa más para no tener que hacer el amor.

Y un día sufrí mi primera migraña ocular. Estaba en una reunión de trabajo cuando de repente las caras de los que me rodeaban adoptaron la apariencia de un cuadro de Picasso. Veía sus rasgos cortados en pedazos. Parpadeé, cerré los ojos, volví a abrirlos y me asusté. Las caras seguían deformadas. Corrí a urgencias, totalmente aterrada por aquellas visiones psicodélicas. Un especialista me explicó que acababa de sufrir un episodio de migraña ocular y que se podía repetir en cualquier momento. Me recetó unas pastillas y adiós muy buenas. Me habría gustado que me explicara que seguramente tenía que ver con la premenopausia en lugar de dejarme en la inopia.

Hace poco me enteré de que sufro de cefaleas cervicogénicas, es decir, que mis dolores de cabeza proceden de las cervicales. Es un dolor que empieza en el cuello y se extiende hacia los ojos, la frente o las sienes. Es bastante frecuente. El dolor aumenta si aprietas los dientes al dormir, cosa que yo hacía. ¿Y tú? ¿Formas parte del alegre club de mujeres que aprietan los dientes? Si es así, tienes líneas blancas en la boca a la altura de las mandíbulas. Tu dentista puede corregirlo con un aparato dental que mitiga este tipo de dolores de cabeza.

Moraleja: coméntalo con tu médico, porque no te mereces sufrir.

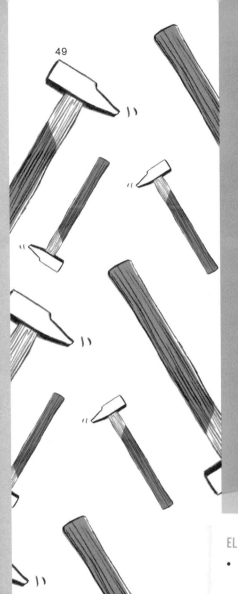

LO QUE HICE PARA MITIGAR EL DOLOR:

Sesiones de quiropraxia para desbloquear el cuello.

Tratamientos de osteopatía, acupuntura y homeopatía.

Dejé de comer todos los alimentos que provocan migraña, como el chocolate y los que contienen sulfitos.

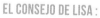

EL CONSEJO DE LISA :

- Plantéate consultar a un homeópata. La homeopatía hace maravillas para eliminar las migrañas y los dolores de cabeza de origen hormonal.

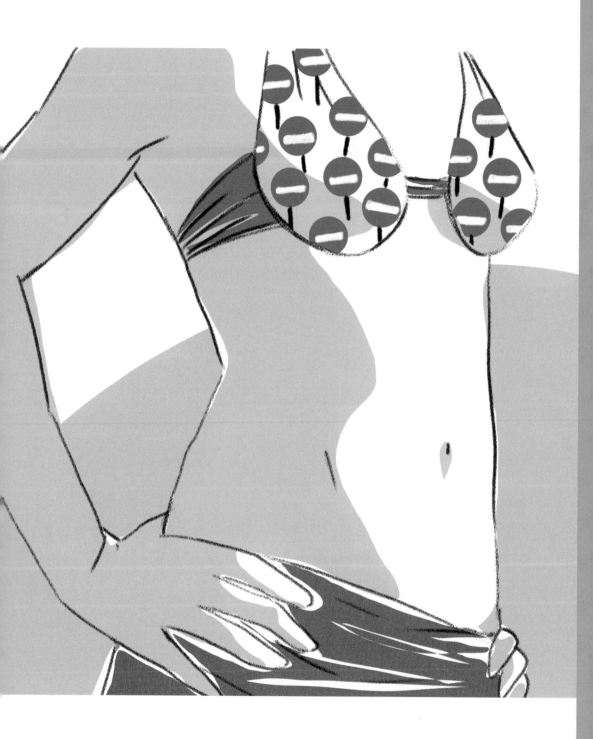

Síntoma n.º 11

SENSIBILIDAD DE LOS PECHOS

Tengo los pechos pequeños. ¿Por eso este síntoma nunca me golpeó? Quién sabe… Pero la razón no importa. Me gustan aún más desde que escuché los testimonios de mis amigas.

Nathalie, mi amiga de Burdeos, fue la primera en contarme sus problemas con las glándulas mamarias. «Hinchazones, tiranteces y dolores, todo a la vez. El estado de tus pechos te hace creer que estás embarazada, cuando tu condición de premenopáusica lo hace muy improbable.»

Antes, los pechos de Nathalie eran sensibles a las caricias y le dolían durante el SPM. Pero, de la noche a la mañana, esta zona se convirtió en territorio prohibido. Si su pareja hacía un gesto en esta dirección, su cuerpo se echaba hacia atrás y mi amiga se ponía en posición defensiva. «¡No me toques!» Tuvo que cambiar de talla de sujetador y todavía no se ha acostumbrado a la copa E… Conozco a mujeres que estarían encantadas de cambiar de talla de copa y de encontrarse de la noche a la mañana con los grandes pechos con los que soñaban. La desgracia de unas puede ser lo que haría felices a otras.

Mi hermana notó hipersensibilidad una noche al quitarse el sujetador. Sus pechos parecían pesados y caídos. Estaban totalmente hinchados, pero no se veían más grandes. La sensación era desagradable. Unos días después sintió un dolor fulminante cuando su hija de 12 años saltó a abrazarla. Desde entonces dice que sus pechos tienen vida propia. No ha encontrado las causas de estos episodios de dolor, aunque no ha dejado de buscarlas.

Siguiendo con mi pequeña investigación, descubrí que algunas mujeres ni siquiera soportan el sujetador. A algunas se les endurece tanto el pezón que cualquier tejido les molesta.

Otra amiga me confesó que tenía que dormir con una almohada entre los pechos porque el peso de un pecho sobre el otro le resultaba insoportable. También me hablaron de dolores muy agudos que hicieron que más de una corriera a ver a su médico.

Si tienes este síntoma, que sepas que no estás sola en este infierno.

LOS CONSEJOS DE LISA :

- Adopta una dieta vegetariana, reduce el azúcar, la cafeína (especialmente el café) y el alcohol. Toma también suplementos de algas, que contienen yodo.
- Prueba el aceite de onagra.

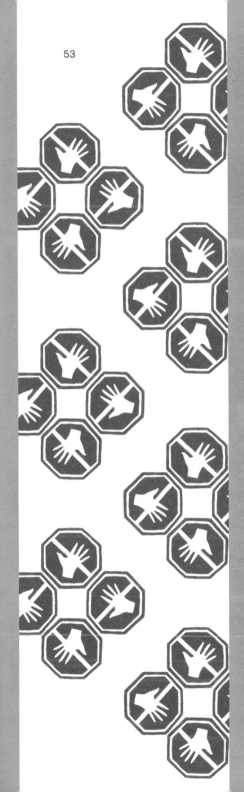

DESPUÉS DE ESTE RETRATO BASTANTE SOMBRÍO, AQUÍ TIENES VARIOS TRUCOS QUE TE ALIVIARÁN:

Duerme desnuda.

Acostúmbrate a dormir boca arriba.

Introduce almohadillas de material suave en el sujetador, aunque eches de menos tu copa de talla C.

Reduce el consumo de sal, cafeína y grasa. Algunas investigaciones científicas han demostrado que afectan a la sensibilidad de los pechos.

Intenta ponerte hielo en los pechos. Muchas mujeres sienten que les alivia los dolores agudos.

Señores y señoras, evitad tocar a vuestra pareja en esta zona, al menos si queréis seguir vivos.

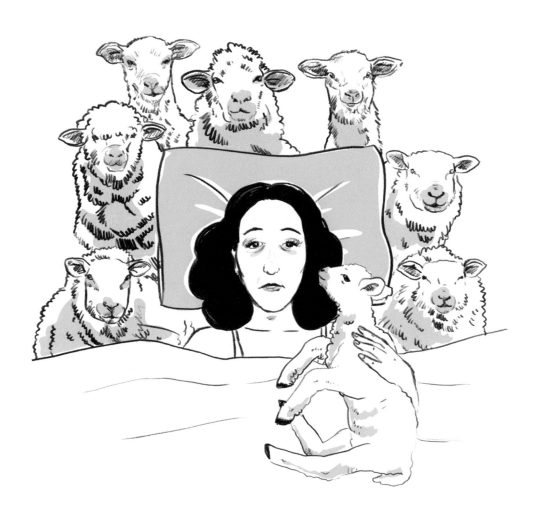

Síntoma n.º 12

PROBLEMAS DE SUEÑO/ INSOMNIO

Siempre he tenido un sueño profundo y reparador. Me encanta tumbarme en la cama, abrazar mis almohadas y dormir de 8 a 10 horas seguidas. La perspectiva de pasar una buena noche es una de mis alegrías favoritas.

Hubo una época en la que podía quedarme dormida en cualquier sitio. A veces hacía pequeñas siestas al mediodía, me acurrucaba debajo de mi mesa para recuperarme de la noche anterior. Podía quedarme dormida sentada en un ruidoso autobús, doblada en el asiento de un avión o en medio de una fiesta, en un sofá. En definitiva, como me decía mi exmarido insomne: «¡Mirella, tu sueño es tu mayor riqueza!».

Así que daba por sentada mi relación con el sueño. Creía, equivocadamente, que Morfeo y yo habíamos firmado un pacto de por vida.

Sufrir de insomnio fue un desastre. Mi mundo se derrumbó. ¿Cómo iba a enfrentarme a las largas jornadas con tal carencia de zzz zzz…?

El problema no era quedarme dormida. Me quedaba frita incluso antes de que mi cara rozara la almohada. Lo que me agotaba era despertarme innumerables veces a horas muy concretas: 2.22 h. 3.33 h. o 4.44 h. La hora de la tele no dejaba de recordarme hasta qué punto el tiempo pasa muy despacio cuando está oscuro y no consigues volver a dormirte. Solo tenía una fijación: dormir sin despertarme.

La noche también es el momento en que los malos espíritus aparecen y nos acechan, en que cualquier nimiedad adquiere dimensiones desproporcionadas y en que los pequeños problemas de la existencia se hinchan sin llegar a explotar. Mi vida, hasta entonces bastante agradable, me parecía una pesadilla, y me daba la impresión de que una multitud de hámsters diabólicos se habían instalado en mi cabeza y no se pensaban marcharse.

Mi legendario buen humor matutino desapareció y cada mañana empezaba con el pie izquierdo.

Por suerte, también en esta ocasión mi naturópata me salvó aconsejándome que tomara melatonina.

Todavía me despierto de vez en cuando por la noche, pero el zoo de mi cabeza ya no me impide volver a dormirme a las 4.44 h.

COMPARTO CONTIGO VARIOS TRUCOS QUE ME HAN IDO BIEN:

No escatimes la melatonina de liberación prolongada. No es adictiva.

Repite un mantra o una frase tranquilizadora.

No te pongas nerviosa (es más fácil decirlo que hacerlo…).

Piensa en momentos que te han hecho feliz (en mi caso, el sonido de las olas en una playa de Bali).

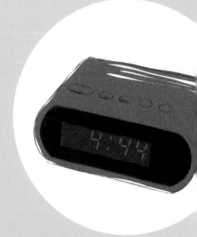

Cuenta ovejas o cualquier otro animal tranquilizador.

Evita comer alimentos difíciles de digerir (en mi caso, eliminé el cerdo por las noches).

EL CONSEJO DE LISA :

Prueba la melatonina.

- El cerebro produce naturalmente esta hormona para provocar las ganas de dormir. Su producción diaria disminuye con la edad.

- Si te cuesta quedarte dormida, toma la versión sublingual de liberación inmediata; si te resulta difícil mantener el sueño, mejor la versión de liberación prolongada.

- Empieza con 2 mg cada noche y, si es necesario, aumenta la dosis hasta un máximo de 10 mg.

Síntoma n.º 13

HEMORRAGIA UTERINA Y SANGRADOS INTERMENSTRUALES

De los 35 síntomas incluidos, me libré de 5, entre ellos la hemorragia uterina y los sangrados intermenstruales. Qué suerte, ¿no? Entendí de verdad de lo que me había librado cuando mi amiga Cat me contó lo mucho que había sufrido. Admito que he disfrutado de esta pequeña victoria sobre las hormonas.

Cat llevaba más de un año con reglas tan abundantes que se despertaba cuatro o cinco veces por noche para cambiarse la compresa. Sus menstruaciones duraban siete u ocho días, cinco de ellos con hemorragia intensa. A esto se añadían sangrados intermenstruales. Le daba la impresión de que iba a quedarse sin sangre, literalmente.

Mi amiga, que normalmente tenía energía para dar y vender, estaba sin aliento, cansada y deprimida. Como ya no se reconocía, decidió comentarlo con su farmacéutico, que le recomendó hacerse un análisis de sangre para detectar si tenía anemia. Tenía razón: debido a sus abundantes pérdidas de sangre, su nivel de hierro estaba al 50 %. Cat tomó pastillas de hierro, salió de su estado letárgico, se acostumbró a su nuevo ritmo menstrual y recuperó su buena forma habitual.

Al otoño siguiente, se va a bucear con su pareja al Caribe. En el viaje de vuelta tienen que hacer tres escalas. En la primera etapa del viaje, siente que tiene las bragas manchadas de una sustancia viscosa. Al llegar al aeropuerto, constata que tiene que cambiarse de ropa y lavarse. Más de lo mismo en la segunda escala. Su ropa, que por suerte es negra, vuelve a mancharse. Se siente afortunada por disponer de su equipaje de mano para salir del apuro. En aproximadamente un cuarto de hora se cambia cuatro veces de tampón, al que añade una compresa. Como la última escala, en Washington, era más larga, su pareja y ella deciden comer en el restaurante. Al final de la comida, mi amiga se levanta de la mesa. Sangre y coágulos le resbalan por las piernas y forman un charco rojo en el suelo. No se atreve a moverse por miedo a que los clientes descubran lo que le pasa. Cuando su pareja le pregunta, se echa a llorar.

«Me daba la impresión de que me habían echado litros de sangre en las bragas», me contó. Tras informar al personal médico del aeropuerto de que no estaba sufriendo un aborto espontáneo y de que solía tener reglas abundantes, la llevan al cuarto de baño más cercano en silla de ruedas, porque no se aguanta en pie. Se desnuda y constata, atónita, que la sangre chorrea por todas partes. Se las arregla para cambiarse por tercera vez, apila compresas en las bragas y se enrolla un pareo alrededor de las caderas. Con los ojos llenos de lágrimas, todavía se le ocurre utilizar su ropa sucia para limpiar el váter. Por mal que esté, no olvida a la siguiente que entre en el baño.

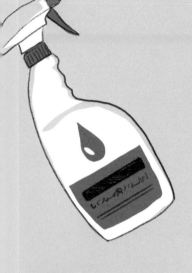

Cuando por fin llega a su casa, en Montreal, llora desconsoladamente en la ducha, agotada por la pesadilla que acaba de vivir.

Después a Cat le hicieron una ecografía y le descubrieron un pólipo intrauterino, que explica esas hemorragias intensas. Más adelante le conté que la oscilación de los niveles hormonales, en concreto del nivel de estrógeno, puede ser un factor de desarrollo de pólipo intrauterino.

Si tienes reglas más que abundantes, te quedas sin aliento sin hacer especiales esfuerzos y sientes un cansancio intenso y poco habitual, habla con tu médico cuanto antes.

EL CONSEJO DE LISA :

• La hemorragia uterina suele ser consecuencia de fibromas uterinos benignos. Plantéate consultar a un homeópata. La homeopatía permite reequilibrar las hormonas y estabilizar los episodios de sangrado hasta que los fibromas desaparezcan de forma natural después de la menopausia.

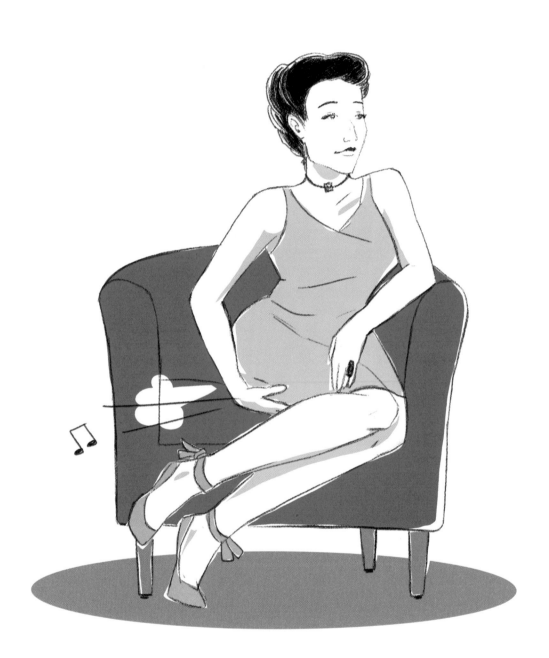

Síntoma n.º 14

FLATULENCIAS

Un poco de estadística: todos producimos aproximadamente medio litro de gas al día, lo que equivale a unos 14 pedos. Yo no formaba parte de la media antes de la premenopausia, te lo aseguro. Como nunca me ha gustado que se me hinchara la barriga, toda la vida he evitado los alimentos que provocan gases: legumbres, pasta y algunas verduras, como la coliflor y la cebolla. Y si por desgracia tenía gases, prefería sufrir retortijones a soltar ventosidades delante de mis amigos. Al contrario de los niños, que se parten de risa cada vez que se tiran un pedo.

Después de cumplir los cuarenta, empecé a tener problemas de digestión. Mi cuerpo se puso a producir más gas y, consternada, vi surgir en mi vida cotidiana los eructos y los pedos, que conseguía gestionar con la mayor discreción y mucha elegancia.

Pero en la premenopausia perdí el control, especialmente de mi esfínter. Jamás de los jamases habría imaginado ni por un segundo que mi cuerpo era tan independiente y que tenía vida propia. ¡Qué vergüenza!

Ya se me habían escapado pedos saltando en la cama elástica y haciendo abdominales. Esto era otra cosa, aunque no había introducido ningún cambio en mi alimentación. De la noche a la mañana me vi en situaciones embarazosas. Estos espectáculos se producían en cualquier momento del día, sin previo aviso, y dejaban flotando en el aire un olor muy diferente del de mi perfume. Lo peor era cuando estaba en una habitación cerrada con pocas personas. Gracias a Dios, mis pedos siguieron siendo discretos y silenciosos. Pero ¡qué apuro!

He descubierto que durante esta fase de transición hormonal es absolutamente normal tener problemas digestivos de todo tipo. Es muy frecuente tener gases, retortijones, flatulencias y reflujo. La disminución del nivel de estrógeno en nuestro organismo provoca el aumento del nivel de cortisol. Y esta hormona es la que tiene efectos nefastos en nuestro sistema digestivo.

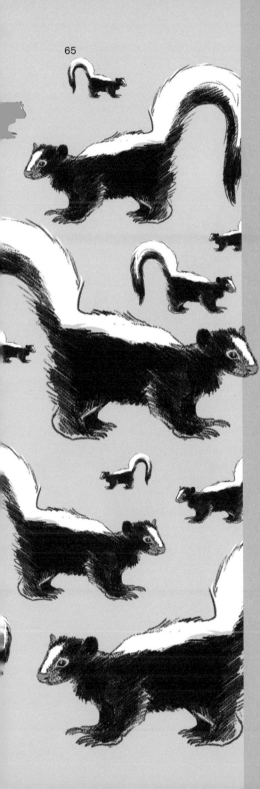

NO HAY SOLUCIONES MILAGROSAS PARA ESTOS PROBLEMAS, PERO AQUÍ TIENES VARIOS CONSEJOS SENSATOS DE PERSONAS QUE ME APRECIAN:

Suprime el gluten.

Reduce (o suprime) los productos lácteos.

Descubre los alimentos que te provocan gases y evita consumirlos.

Bebe mucha agua.

Reduce el consumo de azúcar.

Come más verdura.

Reduce las proteínas animales.

Evita el chicle.

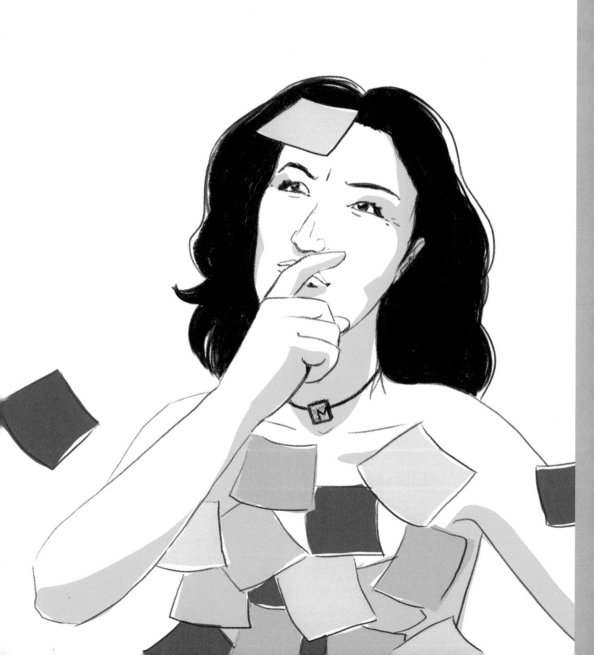

Síntoma n.º 15

PÉRDIDAS DE MEMORIA

De vez en cuando todos olvidamos pequeñas cosas o tenemos que buscar las palabras que queremos decir. El cansancio, la falta de concentración y el estrés pueden provocarnos fallos de memoria.

En lo que a mí respecta, tengo una memoria excelente, cosa que saben los que me rodean. Y es importante en mi actividad profesional, que básicamente consiste en gestionar miles de pequeños detalles que es preciso recordar y en la capacidad de reaccionar ante imprevistos. Pero me da la sensación de que tengo una espada de Damocles encima de la cabeza desde que a mi padre le diagnosticaron Alzheimer, cuando tenía 58 años. No será necesario que te cuente lo mucho que me preocupé al darme cuenta de que perdía la memoria. Tanto si esta enfermedad forma parte de tu entorno como si no, el síntoma te altera profundamente, con razón.

Me sé los indicios de Alzheimer de memoria. Los he visto aparecer y desarrollarse en mi padre. El pánico se apoderó de mí cuando vi que tenía conductas similares a las suyas. Me costaba encontrar las palabras. Olvidaba qué había ido a consultarle a una compañera de trabajo. Perdía mi ya escaso sentido de la orientación. No recordaba el título de un libro que había devorado o el de una película que me había gustado. Los lunes por la mañana, al llegar a la agencia, me costaba cada vez más recordar con detalle lo que había hecho durante el fin de semana.

Mi inquietud, con tintes de angustia, se convirtió en una auténtica obsesión. Sacaba las uñas en cuanto me llevaban la contraria. Mi versión de los hechos siempre era la correcta, y los demás sin duda se equivocaban.

Un día mi homeópata me comentó que el estrógeno, esa hormona que nos falta durante este período, actúa como un «lubricante» para el cerebro y que el cuerpo necesita tiempo para acostumbrarse a su ausencia. «¡Qué alivio!» Bajé la guardia y recuperé mi sentido del humor. Llamé a estas pérdidas de memoria mis «momentos Alzheimer». Y los que me rodeaban se reían.

Espero haberte tranquilizado. Sobre todo, no te asustes y no te dediques a hacer todos los tests de memoria disponibles en internet para detectar el Alzheimer. Intenta mejor reírte con tus amigas contándoos vuestros episodios de pérdida de memoria.

Ni que decir tiene que la falta de sueño no contribuye al buen funcionamiento de tus neuronas. Así que procura dormir bastantes horas y, hasta que el síntoma se atenúe, anótalo todo constantemente.

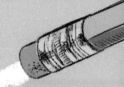

- Añade a tus platos cúrcuma, generosamente y a diario (o un suplemento de su ingrediente activo, la curcumina).

- Toma todos los días 1-2 cucharadas soperas de aceite de coco (en tostadas, en vinagretas, etc.).

- Busca un programa informático de entrenamiento cerebral y diviértete con él todos los días. El programa se ajustará a tu rendimiento y aumentará progresivamente el nivel de dificultad.

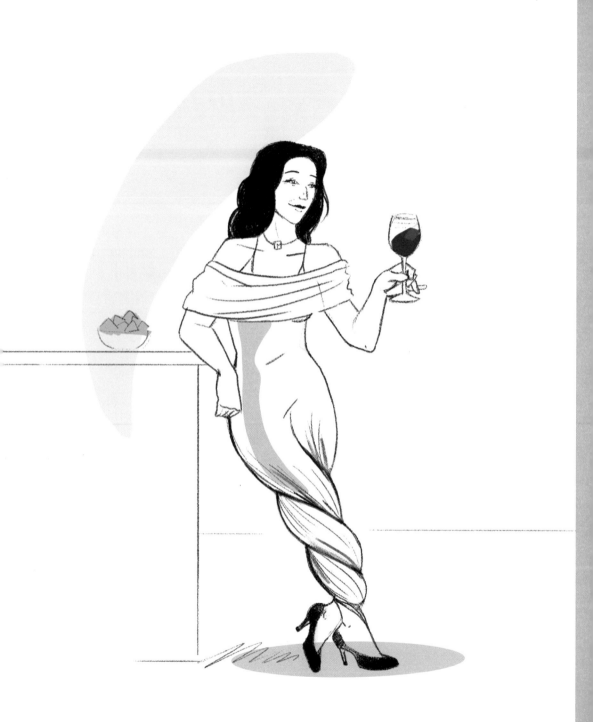

Síntoma n.º 16

INCONTINENCIA/SÍNTOMAS VESICALES

Imagina la primera vez que te sucede. Has salido con unos amigos. Después de varias copas, te lanzas a la pista de baile y, ¡ups!, de repente tienes las bragas totalmente mojadas. Tu voz interior (un poco ralentizada por los margaritas) te llama al orden: «Vaya, tendría que haber ido a hacer pis antes de ponerme a mover el esqueleto».

Pero las semanas siguientes, a la que te ríes, estornudas, corres, levantas un paquete, te mueves en tu clase de zumba o caminas, tu vejiga se activa. Localizar los lavabos en lugares públicos se convierte en una obsesión porque, cuando tienes ganas, ya no puedes aguantar como antes. Ya no puedes ir de Montreal a Nueva York en coche sin parar un montón de veces. Solo tienes 45 años y ninguna cana en el horizonte, pero estás condenada a comprar compresas absorbentes, y agachas la mirada ante la cajera, a la que dices que son para tu madre.

Estoy de acuerdo. No tiene nada de sexy.

Pero has de saber que el perineo es un músculo que, como todos los demás músculos del cuerpo, se ejercita. Está escondido en la parte inferior del vientre y sujeta varios órganos, entre ellos la vejiga, la vagina y el recto.

Un perineo bien musculado no solo te evitará problemas de incontinencia, sino que evitará la falta de firmeza de determinados órganos debido al envejecimiento y multiplicará el placer del acto sexual al contraerlo cuando goces.

La mejor manera de identificarlo es interrumpir varias veces el chorro de orina.

Deberías realizar esta misma contracción en cualquier momento del día, lo que te permitirá reforzarlo y evitar las gotitas en las bragas. Acostúmbrate a contraerlo unos segundos, relajarlo y repetir el proceso al menos cinco minutos al día. Puede hacerse este ejercicio en cualquier momento del día, de pie, sentada o tumbada, sin que nadie se dé cuenta.

Este ejercicio cotidiano me fue bien, sobre todo teniendo en cuenta que soy aficionada a la cama elástica. Tuve algunas pérdidas al principio, pero en cuanto entendí cómo contraer el perineo, se acabaron y no volví a tener percances. Además, esta actividad permite relajarse y ejercitar partes del cuerpo que están muy alteradas durante este período de reajuste hormonal.

La buena noticia es que las pérdidas probablemente desaparecerán en cuanto llegues a la menopausia.

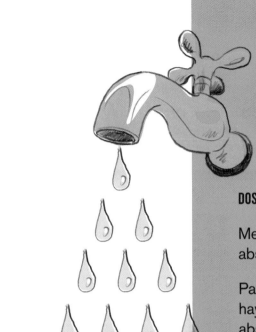

DOS SECRETOS:

Mete siempre compresas absorbentes en tus bolsos.

Para problemas más importantes, hay bragas «sexis», de fibras absorbentes lavables, antibacterianas e inodoras, que pueden mantenerte seca durante ocho horas.

LOS CONSEJOS DE LISA :

- Las infecciones urinarias son más frecuentes en la premenopausia debido a la reducción de los tejidos vaginales. Prueba el D-manosa (con extracto de arándano rojo) al primer indicio de infección urinaria.
- Para la incontinencia, haz regularmente ejercicios de musculación para fortalecer y tonificar el suelo pélvico.

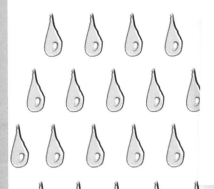

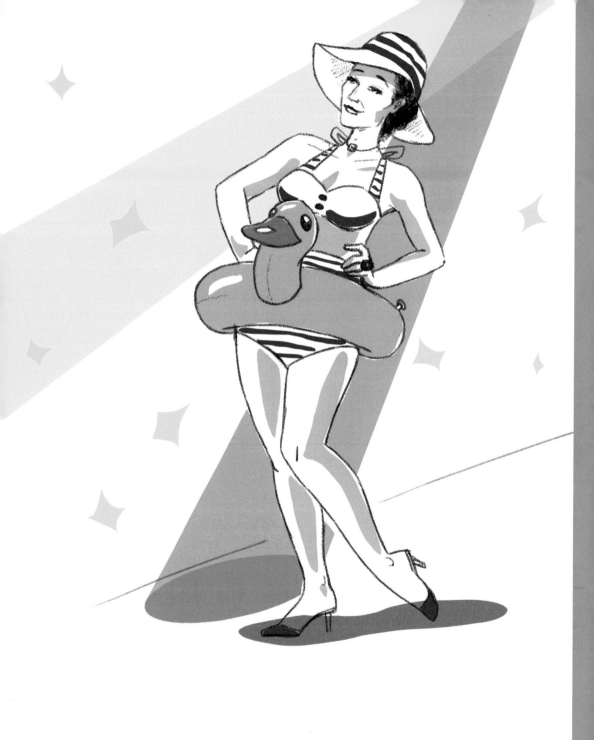

Síntoma n.º 17

AUMENTO DE PESO

Crecí con la idea de que hay que tener una mente sana en un cuerpo sano. Para mi padre significaba que teníamos que comer bien y movernos. Por desgracia, cuando yo era adolescente, este lema del cuerpo sano me arrastró hacia dietas de adelgazamiento y actividades deportivas extremas. Seguro que ya te habrás dado cuenta de que no me van las medias tintas…

Después de los veinte años asistí a clases de danza aeróbica de alta intensidad y luego me apunté a la moda de las clases de *step*. A partir de los treinta asistí a clases de boxeo tailandés, como me recuerda dolorosamente mi cuerpo de hoy… Después de los cuarenta descubrí las virtudes de correr, de patinar y de las sesiones de musculación. Así que imagínate mi consternación cuando, hace unos años, descubrí que se me estaban formando cúmulos de grasa donde más temía.

Sin embargo, había analizado la morfología de mis padres y sabía lo que me esperaba si me descuidaba un poco. Aun así, y casi de la noche a la mañana, alrededor de mi cintura apareció un flotador, mientras mi trasero se redondeaba como grandes bollos recién salidos del horno.

Admito que desde hacía un tiempo había reducido mis actividades físicas. Hacía ejercicio con menos frecuencia que en el pasado, pero mi alimentación no había cambiado. Incluso diría que comía menos.

Si, como yo, tienes que luchar contra problemas de imagen corporal desde la adolescencia, sabrás que este síntoma es un auténtico sufrimiento que nos exige grandes dosis de autoestima y de indulgencia. Debemos domesticar ese cuerpo nuevo que se nos impone y saber decir adiós con elegancia al que llevábamos tanto tiempo esculpiendo.

Si, por el contrario, no tienes este problema y te gustas incondicionalmente, la verdad es que te envidio.

EL CONSEJO DE LISA :

- Recomiendo el ayuno intermitente diario 18-6: haces 18 horas consecutivas de ayuno en un período de 24 horas y comes en un intervalo de 6 horas (por ejemplo, de 13 a 19 horas). Es excelente para estimular el sistema inmunológico y permite controlar mejor el peso.

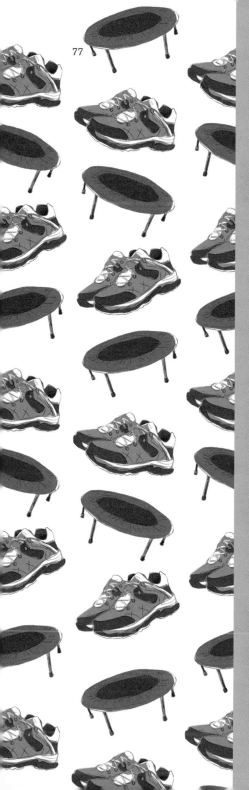

MIS TRUCOS PARA DIGERIR ESOS KILOS DE MÁS:

Cuando veo fotos mías a los 30 o 40 años, me parece que no estoy nada mal. Y me tranquiliza, porque me digo que dentro de 10 años veré igual mis fotos de hoy.

Intento aceptar mis curvas. En lugar de odiarlas, las hago mías.

Practico actividades deportivas que me gustan al menos tres veces por semana (cama elástica, bicicleta, golf, andar y danza). Ahora mi enfoque tiene más que ver con el hedonismo que con el ascetismo.

Hablo con amigas que están viviendo las mismas transformaciones. Juntas nos sentimos menos solas en nuestros nuevos cuerpos.

He cambiado mi fondo de armario y he encontrado ropa que me sienta bien. No tiene sentido seguir poniéndonos ese fantástico top ceñido que tanto nos gustaba y que ahora nos aprieta y nos hace parecer ridículas.

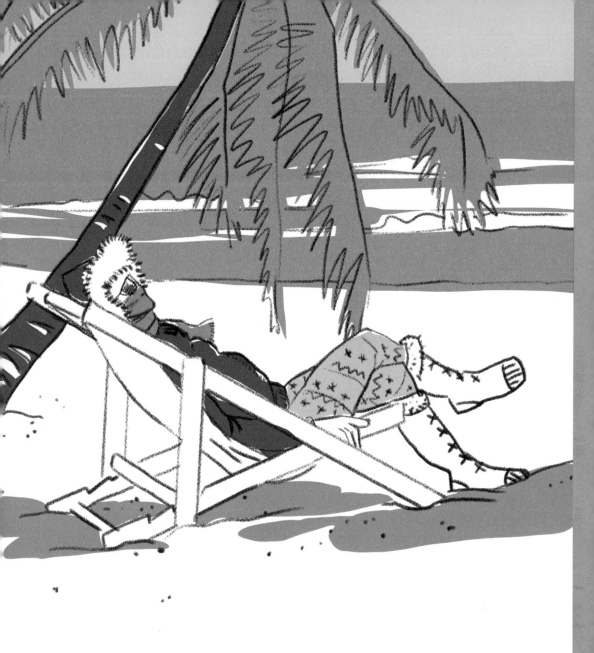

Síntoma n.º 18

BAJA TEMPERATURA CORPORAL

De niña, solía quejarme por tener las puntas de los dedos, la nariz y las orejas congeladas. Mi abuela me decía que, como era muy alta, la sangre tardaba más en llegar a mis extremidades. Cuando este síntoma apareció, me acordé de ella y me pregunté qué cuento se habría inventado…

Puede parecer contradictorio tiritar de frío cuando dos horas antes un intenso sofoco nos ha puesto los pelos de punta. Sí, estoy de acuerdo, resulta extraño. Ten cuidado. Durante este período importante de la premenopausia, una sorpresa puede ocultar otra.

Hace unos años, la temperatura de mi cuerpo empezó a caer por momentos como si me hubieran metido en un estanque de agua helada. La más leve brisa del mar me provocaba escalofríos. En noches de verano abrasadoras tenía que ponerme una chaqueta. En invierno no conseguía entrar en calor junto a la chimenea. Me metía en la cama vestida de la cabeza a los pies, y necesitaba una hora para que la temperatura de mi cuerpo recuperara la normalidad. A menudo estornudaba 20 veces seguidas, por lo que pensaba que me había resfriado o que había pillado la gripe.

Sin entrar en explicaciones científicas especializadas, aquí tienes un breve resumen de lo que pasa en tu organismo. Cuando la producción de estrógeno disminuye, afecta a una zona situada en el centro del cerebro que se llama hipotálamo. Esta zona está involucrada en la regulación de varias funciones, entre ellas, el hambre, la sed, el sueño, las emociones, el comportamiento sexual y la temperatura corporal. Por eso la reducción de estrógenos puede reactivar el hipotálamo e inducir una alerta falsa de tipo «cuidado, el cuerpo se está sobrecalentando», cuando está a temperatura normal.

Por lo tanto, si de repente tienes frío, incluso en pleno verano, y tiritas por nada, es muy probable que estés experimentando «sofocos de frío». Y los repetidos intentos de entrar en calor pueden provocar un sofoco de calor. No te asustes, es totalmente normal. Tu cerebro ya no sabe qué camino tomar.

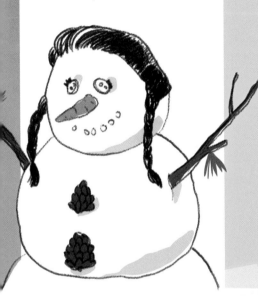

MIS CONSEJOS:

Lleva siempre una bufanda, un jersey o una cazadora.

Evita abrigarte demasiado para no provocar un sofoco que dé inicio al ciclo infernal calor-frío-calor-frío.

Báñate con agua tibia.

Toma bebidas calientes.

Cúbrete las extremidades.

EL CONSEJO DE LISA :

• Hazte pruebas de función tiroidea (TSH, T3 y T4). La premenopausia suele ir acompañada de insuficiencia tiroidea, cuyos principales síntomas son: escalofríos, pérdida de pelo, aumento de peso, sequedad de la piel, depresión y estreñimiento.

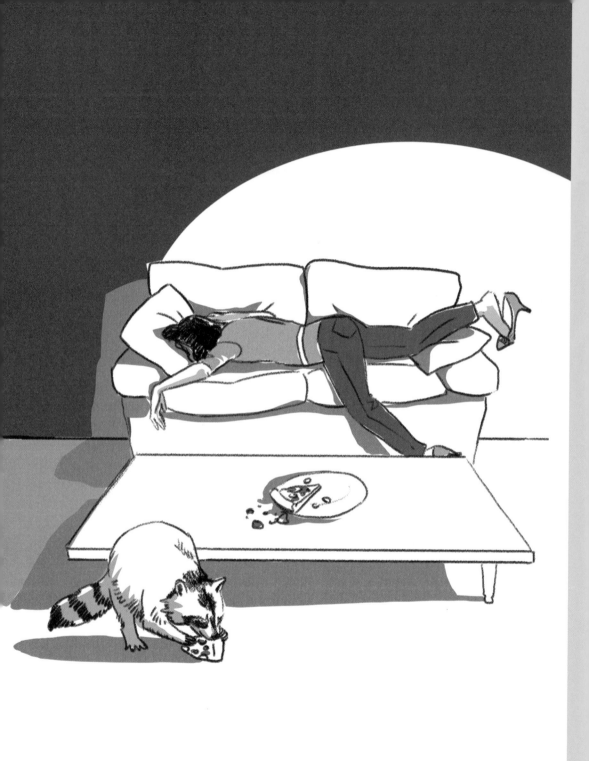

Síntoma n.º 19

CANSANCIO EXTREMO

«Lo siento, tengo que anular el aperitivo. CE.»

«¿Podemos posponer la comida, por favor? CE…»

«Ofrezco entradas para el espectáculo de esta noche. Interesados contactar por mensaje privado.»

El Cansancio Extremo (CE) fue mi excusa recurrente durante largos meses, y mi círculo de amistades tuvo que acostumbrarse a mis constantes anulaciones de última hora. La animadora de las reuniones, la Superwoman que tenía energía para dar y vender, la amiga siempre dispuesta a salir y a improvisar un fin de semana ya no asistía a las citas.

Sin previo aviso, me asaltaron oleadas de cansancio. No hablo del cansancio normal después de un día de mucho trabajo, tras haber corrido una maratón o el día después de un acontecimiento concreto, sino de un cansancio del tipo: «¡Madre mía, no puedo moverme, me he quedado sin pilas, estoy molida!».

De la noche a la mañana perdí la energía, la alegría de vivir y la motivación.

Se acabaron los mil y un proyectos, la agenda saturada y las salidas planificadas con antelación.

Se acabaron las cenas bien regadas hasta altas horas. Cuando llegaban las diez de la noche, decía: «¿Un pastelito antes de marcharnos?». Estaba irreconocible. El cansancio constante me convirtió en una ermitaña y en una aficionada a los fines de semana lluviosos. Me quedaba en la cama, atiborrándome de series de Netflix. Durante la semana, me escudaba en enfermedades imaginarias para justificar mis ausencias en el trabajo. Me daba la impresión de que me había convertido en un perezoso, ese animal que duerme dieciocho horas diarias. Era una auténtica piltrafa humana.

Muchas veces la he odiado, a esa premenopausia que me amputó la quintaesencia de mi personalidad y de mi energía. Si este síntoma te cae encima, durante un tiempo tendrás que despedirte de lo que realmente eres.

Ahora me he recuperado a mí misma, y lo cierto es que este período de mi vida resultó ser muy provechoso. Aprendí a gestionar mejor mi tiempo, a elegir actividades que realmente me interesaban y a no dispersarme inútilmente.

EL CONSEJO DE LISA :

- Tus glándulas suprarrenales pueden estar cansadas. Recurre a un suplemento de raíz de regaliz, albahaca sagrada, pantetina, ginseng, rhodiola, ashwaganda y vitamina C para ayudar a recuperarlas.

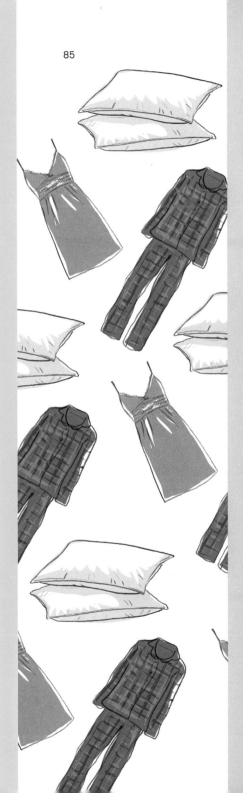

PARA AYUDARTE A ATRAVESAR ESTE PERÍODO:

Haz una siesta antes de salir por la noche.

Pídele a tu médico que te haga un análisis de sangre para ver si te falta vitamina D. Era lo que me pasaba a mí, y tomar 10.000 UI de vitamina D por semana redujo considerablemente mi cansancio.

Vete a dormir más temprano, sin sentirte culpable.

Evita comer mucho al mediodía.

Come tentempiés saludables durante el día (pero evita los azúcares, que el organismo asimila demasiado rápido).

Comenta a los que te rodean que en estos momentos tienes menos energía.

Sé paciente e indulgente contigo misma.

Aprovecha esta fase para mimarte y frenar tu ritmo de vida.

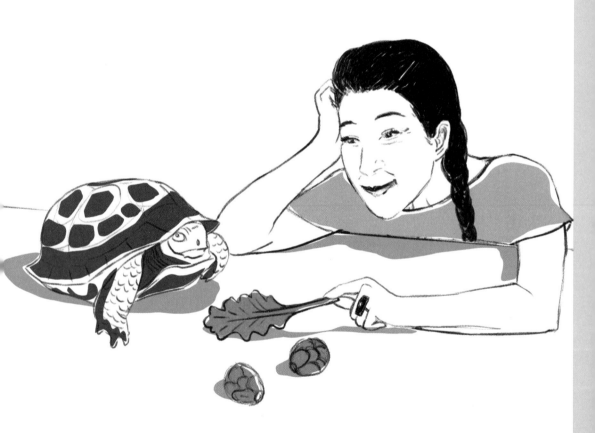

Síntoma n.º 20

ESTREÑIMIENTO

Durante mucho tiempo mi madre tuvo un efecto laxante sobre mí. ¡Una llamada telefónica y corría al cuarto de baño! Tanto, que ella pensaba, con razón, que sus llamadas me daban tres patadas en el estómago… Freud habría tenido mucho que decir sobre nuestra relación.

¿Quién quiere hablar del estreñimiento?

Yo, porque creo que muchas mujeres viven este calvario y no lo comentan lo suficiente.

Esta patología digestiva común afecta a entre un 15 y un 30 % de la población, en especial a las mujeres. Nuestra predisposición al estreñimiento tiene que ver con la actividad hormonal, y por eso afecta menos a los hombres. Si eres como yo, este problema aparecía justo antes de la regla. También me estreñía después de haber viajado en avión, cuando dormía en casa de amigos, al iniciar una relación sentimental, en períodos de estrés o si no había tenido tiempo de tomarme mi café por la mañana.

Por desgracia, este problema no mejora con la menopausia. Prepárate para anotar la fecha de tus últimas heces en un calendario, como hacías con la menstruación. Por su parte, tu pareja seguramente tendrá que apuntar la fecha de vuestras últimas relaciones sexuales. Qué curiosa es la vida, ¿verdad?

En este período apareció en mi vida una práctica bastante increíble: el análisis de mis heces. Empecé a examinarlas como habría hecho un proctólogo, aunque no por las mismas razones. Solo quería saber si me había vaciado bien.

Así, de investigación en investigación, descubrí el increíble vocabulario de las heces.

Te aseguro que nunca quise aprenderme ese vocabulario, aunque admito que me reí mucho con algunas palabras.

No me malinterpretes, querida lectora, no pretendo disertar sobre las diferentes definiciones, pero, ya puestas, riámonos un poco. Tortuga, cucurucho blando, sopa, conejo, salchicha, teflón, flotador… ¿Sabías que estos términos existen? Yo no.

Bueno, dejémonos de tonterías, que el estreñimiento no es un síntoma agradable. Recuerdo que, después de cuatro o cinco días de calvario, un rápido vistazo a mi barriga en el espejo me devolvía el perfil de una mujer embarazada de varios meses.

Si este ritual matutino es tan importante para ti como para mí, puede que tengas otra buena excusa para empezar el día de mal humor.

¿CÓMO REMEDIARLO?

Busca tu alimento laxante preferido. En mi caso son las coles de Bruselas y el brócoli rabe. Hoy, cuando ven que solo como eso por la noche, ni siquiera necesito justificarme. Hay otros laxantes naturales, como las ciruelas pasas, las semillas de lino, las naranjas, las alcachofas, la avena, el melón y el vinagre de sidra, entre otros.

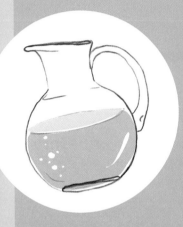

Bebe mucha agua.

Muévete. Acelera el tránsito.

Evita comer alimentos que puedan estreñir, como los plátanos, el arroz, el queso, el chocolate, los alimentos fritos…

LOS CONSEJOS DE LISA :

- Hazte pruebas de función tiroidea (TSH, T3 y T4). La premenopausia suele ir acompañada de insuficiencia tiroidea, cuyos principales síntomas son: escalofríos, pérdida de pelo, aumento de peso, sequedad de la piel, depresión y estreñimiento.

- Añade fibra a tu dieta con una mezcla de semillas de lino, cáñamo y chía (2 cucharadas soperas diarias). Aumenta también el consumo de fruta, verdura y agua. Haz más ejercicio.

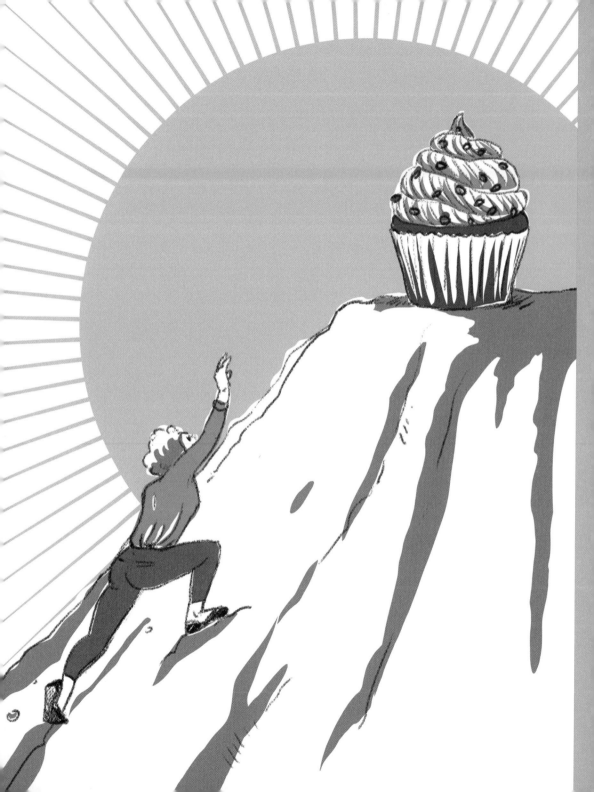

Síntoma n.º 21

HIPOGLUCEMIA REACTIVA

La hipoglucemia reactiva es un tema controvertido. Aunque algunas mujeres dicen sufrirla durante la premenopausia, hay quien considera que no es así, porque no cumplen todos los criterios médicos y su nivel de glucosa resulta ser totalmente normal. Lo que frustra a más de una, entre ellas, a mi amiga de la infancia.

Chantal ha buscado en vano explicaciones a sus repentinas «bajadas de azúcar». Está convencida, como muchas otras mujeres, de que este fenómeno tiene que ver con el caos hormonal propio de la premenopausia.

Sus problemas empezaron hacia los 45 años. Un día, en el trabajo, empezó a temblar «por dentro». Divagaba, parecía confundida, se sentía aturdida y una gran debilidad se apoderó de su cuerpo. Nada práctico para una persona que pasa buena parte de su jornada laboral metida en un coche. Su primer impulso fue parar a comer algo, y enseguida se recuperó, como por arte de magia. Después de varios episodios de este tipo, lo consultó con su médico, que le dijo que su nivel de glucosa era normal.

Realizó una pequeña investigación en su entorno profesional, en el ámbito farmacéutico, así como en internet, y tardó poco en entender que sufría crisis de hipoglucemia reactiva.

Tuvo que modificar radicalmente sus hábitos alimentarios para no caer en la hipoglucemia. Su estómago, que funcionaba como un reloj suizo, reclamaba comida cada cierto tiempo. Tenía que comer cada dos horas, como un bebé. Un rollazo, porque precisamente estaba intentando perder unos cuantos kilos. Pero ¿qué hacer cuando no te queda más remedio que comer para evitar caerte redonda?

Chantal adquirió hábitos de ardilla. Dejaba tentempiés por todas partes: en el coche, en el despacho y en los bolsillos de los abrigos. Tenía tantos escondites que los olvidaba. Me confesó haber descubierto varias veces fruta podrida en bolsas de plástico en el fondo de sus bolsos.

Todos sus días giraban alrededor de la comida. Una auténtica obsesión. Las noches en un restaurante se volvían ridículas. Había tenido que picotear algo antes de salir para evitar lanzarse sobre la panera. El resultado era que, cuando llegaba el momento de pedir la cena, no tenía hambre y enseguida se llenaba. Invariablemente, al salir del restaurante, volvía a sufrir una «crisis de hipoglucemia». Así que, durante un tiempo, para gran desgracia de su epicúreo marido, prefirió que sus amigos fueran a comer a su casa.

Mi amiga Nathalie tuvo los mismos problemas que Chantal, aunque sus bajadas de azúcar eran consecuencia de intensos sofocos. De repente se mareaba y tenía que sentarse o agarrarse del brazo de alguien. Y después, en cuanto comía, se recuperaba.

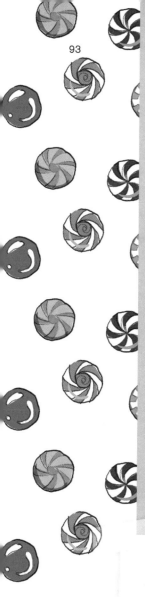

AQUÍ TIENES ALGUNOS CONSEJOS:

En caso de crisis, bébete un zumo de fruta o de verdura sin azúcar añadido.

Lleva siempre encima barritas saludables, almendras, frutos secos o fruta fresca, como dátiles y plátanos, e incluso queso.

Descubre los nuevos productos en bolsa: lentejas, garbanzos o saltamontes tostados, que son alimentos energéticos garantizados.

Evita los productos con azúcares añadidos, que alivian momentáneamente pero no tienen un efecto duradero.

Consulta a un profesional de la salud para que te diagnostique y te confirme que no eres hipoglucémica «auténtica».

LOS CONSEJOS DE LISA:

- Toma un suplemento de picolinato de cromo, canela y gymnema sylvestre para gestionar mejor la glucemia.
- Consume alimentos de bajo índice glucémico: verdura, oleaginosos como las almendras y los anacardos, fruta como las manzanas, las fresas y las frambuesas, cereales y semillas germinadas, leguminosas como las lentejas verdes y los guisantes partidos.

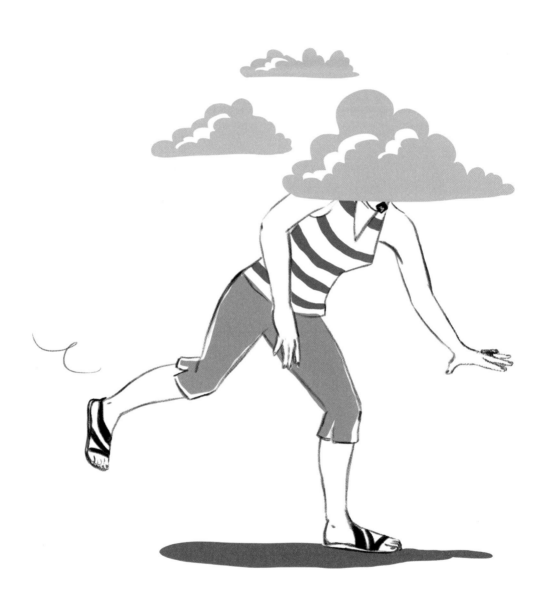

Síntoma n.º 22

FALTA DE CONCENTRACIÓN

Mi hermana y yo nos llevamos 18 meses. Ella vive en New Jersey.
Es doctora en psicología y, cuando se dio cuenta de que cada vez
le costaba más concentrarse, investigó sobre este tema. Durante
una estancia mía en su casa, descubrió que yo tenía el mismo
problema que ella: el *brain fog*, la niebla cerebral. Me reconocí en
esta expresión. Cuando podemos poner nombre a una dolencia,
parece que la presión cae y estamos dispuestos a enfrentarnos
al problema. Pero ¿a qué podía recurrir para intentar disipar esa
niebla?

Temo las enfermedades, pero no hasta el punto de definirme como
hipocondríaca. Sin embargo, estos últimos años, la acumulación
de síntomas relacionados con la premenopausia me ha hecho más
frágil. Antes no pensaba tanto en las dolencias que experimentaba
mi cuerpo. Y de repente corría detrás de los médicos, los
especialistas y otros terapeutas. Hasta el día en que di con esta
lista de 35 síntomas en la consulta de Lisa, la homeópata que me
recomendó mi vecina.

Por desgracia, Lisa no formaba parte de mi vida durante mi fase de
falta de concentración.

Durante casi ocho meses me pareció que mi cerebro estaba paralizado. No entendía mucho más. En las reuniones, tomaba notas que al releerlas resultaban ser auténticos galimatías. Yo estaba físicamente presente, pero en la higuera. No entendía del todo las decisiones que tomábamos, las ideas que se validaban, los objetivos y la apretada agenda que debíamos respetar. Normalmente mis neuronas responden. Están acostumbradas a absorber grandes cantidades de información a toda velocidad. Ahora perdía mis eternas aliadas, a lo que se añadía la niebla en mi cabeza. Mi bien amueblado cerebro funcionaba a bajo rendimiento. Estaba desconcertada.

No era la misma sensación que perder la memoria. Había perdido mi capacidad de organizar, de decidir, de dirigir equipos, de convencer a clientes y de negociar con mis proveedores. Empecé a grabar las reuniones y las llamadas importantes para poder volver a escucharlas. Me aseguraba de tener a una colaboradora a mi lado para que redactara los informes. Ya no confiaba en mí misma, y creía sinceramente que estaba perdiendo la cabeza. ¿Era el fin? ¿Debía pensar en tirar la toalla?

Al final me lo tomé con paciencia, conseguí aguantar y pasar esos ocho meses confiando en los que me rodeaban. Ni te cuento mi alegría al recuperar toda mi cabeza.

No hay solución milagrosa para librarse de este síntoma, pero Lisa tiene buenos consejos para ti. Me habría gustado poder aprovechar sus consejos en aquel momento, porque me ha ayudado a mitigar los síntomas más duros y más «incapacitantes», pero aún no la había descubierto.

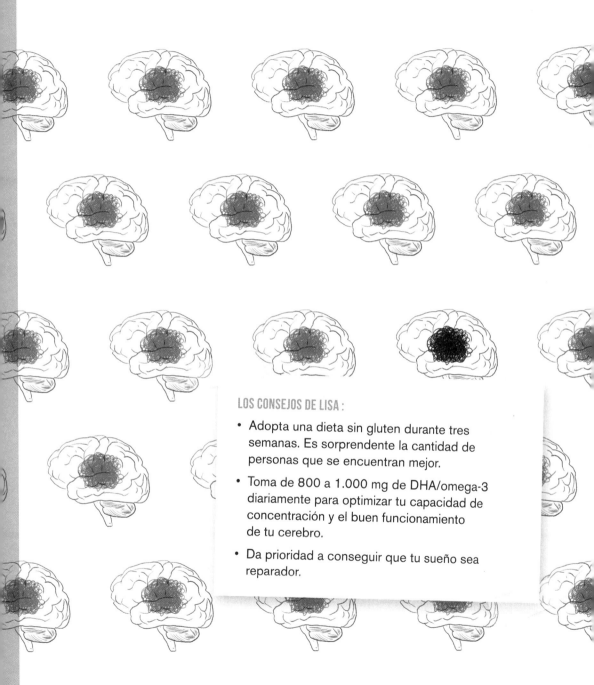

LOS CONSEJOS DE LISA :

- Adopta una dieta sin gluten durante tres semanas. Es sorprendente la cantidad de personas que se encuentran mejor.

- Toma de 800 a 1.000 mg de DHA/omega-3 diariamente para optimizar tu capacidad de concentración y el buen funcionamiento de tu cerebro.

- Da prioridad a conseguir que tu sueño sea reparador.

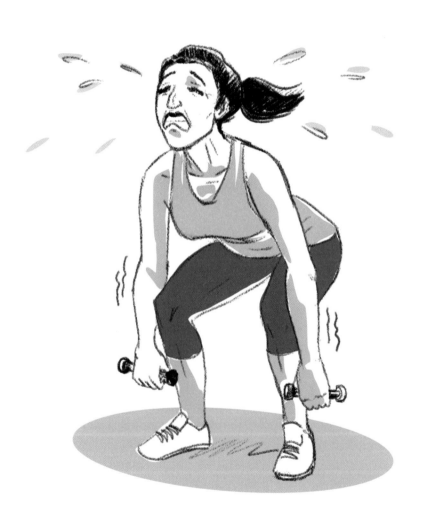

Síntoma n.º 23

BAJA TOLERANCIA AL ESFUERZO

Ahora que me conoces mejor, sabes que tengo la necesidad visceral de moverme. La explicación es muy sencilla: cuando mi hermano, mi hermana y yo éramos pequeños, nuestros padres nos apuntaron a muchas actividades deportivas para estimular nuestra curiosidad y despertar nuestras pasiones. Esquí alpino, esquí acuático, esquí de fondo, equitación, judo, patinaje artístico, ballet, hockey sobre hielo, tenis, golf, ping-pong… La lista sería larga. En lo que a mí respecta, sospecho que mis padres lo hicieron para intentar canalizar mi desbordante energía y mi personalidad hiperactiva. Mi madre me contó, además, que cuando tenía dos años, me puso unos esquís para que me quedara al pie de las laderas e impedir que me marchara en busca de aventuras sin ella, porque mis ganas de explorar eran demasiado fuertes.

Ya de adulta, el deporte se convirtió en una válvula de escape para evacuar la presión y la mejor manera que encontré para preservar mi salud mental. Seguí aprendiendo otras disciplinas deportivas y practicándolas con rigor y entusiasmo. Cuando dejaba de lado mi programa de tres o cuatro actividades deportivas por semana, perdía la alegría, dormía peor, me encontraba mal físicamente y mi nivel de estrés se disparaba.

El deporte era de alguna manera mi refugio y mi descanso, una forma de meditación y el contrapeso que necesitaba mi frenético ritmo de vida.

Y un día, mi voluntad de hierro y mi cuerpo me abandonaron. Mis músculos, aunque bien cincelados, ya no soportaban el menor esfuerzo, ni siquiera el de subir los dos pisos para llegar al trabajo. Sentía que me pesaban enormemente las piernas, y muy a menudo me quedaba sin aliento. ¿Cómo era posible, tras tantos años de entrenamiento asiduo?

Ya no podía cumplir mi lema personal: «Muévete para no oxidarte». Tenía que reconocerlo: ahora era incapaz de mantener el estilo de vida dinámico que llevaba desde hacía tantos años. De repente me sentí vieja, privada de mi legendaria energía. Estaba derrotada.

Pasó una semana, dos semanas, un mes, dos meses, y no parecía mejorar. No había manera de recuperar mi motivación para moverme. Algunas mañanas me pegaba la bronca a mí misma y conseguía subirme a la cama elástica, pero, para mi desconcierto, a los cinco minutos mi cuerpo se negaba a colaborar.

Al final tuve que renunciar a toda actividad deportiva durante más de seis meses. Mi cama elástica y mis pesas se convirtieron en auténticos nidos de polvo. Y entonces viví mi primer destete de endorfinas.

Querida compañera deportista, vas a tener que dar tu brazo a torcer si pasas por un período así. Deja que el tiempo haga su trabajo. Tendrás que cultivar la paciencia y la tolerancia con tu pobre cuerpo, alterado por los cambios hormonales.

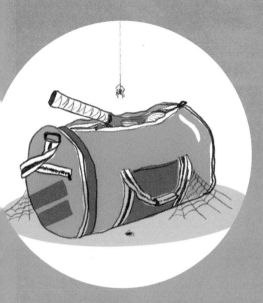

PARA NO PERDER LA CABEZA:

Da largos paseos con tus amigas
o con tu pareja.

Busca maneras de moverte a diario;
por ejemplo, opta por las escaleras
en lugar del ascensor o las escaleras
mecánicas.

Busca nuevas actividades físicas más
suaves para tu cuerpo, como el yoga
o el taichí.

En lugar de meterte sistemáticamente
en el coche, camina todo lo que
puedas.

Tómatelo con paciencia y confía en la
memoria de los músculos. En cuanto
reanudes la actividad física, tu cuerpo
recuperará su tono muscular.

EL CONSEJO DE LISA :

- Tus glándulas suprarrenales pueden estar cansadas.
  Recurre a un suplemento de raíz de regaliz, albahaca
  sagrada, pantetina, ginseng, rhodiola, ashwaganda y
  vitamina C para ayudar a mantenerlas.

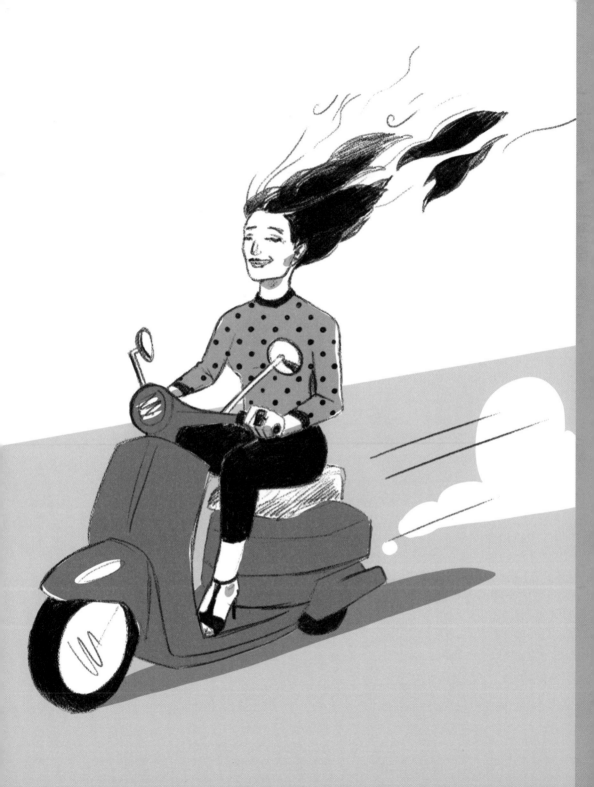

Síntoma n.º 24

CAÍDA DEL PELO

Como dice mi amiga de la infancia: «A medida que envejecemos perdemos el pelo de la cabeza, pero ganamos pelos en la barbilla y en los pezones». Pensándolo bien, es cierto que tiene gracia.

Mi hermano y mi hermana han heredado los genes capilares de mi madre y tienen un pelo grueso y abundante, lo que me da mucha envidia, porque yo tengo el pelo fino y no especialmente generoso. Entenderás por qué tengo tanto cariño a todos los pelos de mi cabeza.

Hace unos años, observé que cada vez se acumulaban más pelos en el fondo de mi bañera después de lavarme el pelo. Al principio no me preocupé, porque mis uñas parecían sanas y estaba convencida de que la salud de las uñas y la del pelo iban de la mano.

Unos meses después, desenredándome el pelo con los dedos, se me quedaron mechones en las manos. Al mismo tiempo constaté que el cepillo se llenaba cada vez más cuando me peinaba. Entonces la inquietud se convirtió lentamente en pánico.

El día que el desagüe de mi bañera se taponó totalmente, me di cuenta de que el problema de la caída del pelo no era fruto de mi imaginación. En la peluquería, mientras mi peluquero me lavaba el pelo, le pregunté si me veía el cráneo menos poblado. Su respuesta me desconcertó: «Claro, Mirella, desde que empecé a peinarte has perdido un 30 % del pelo». ¿Qué? ¿Y no se había dignado a decírmelo? Me puse furiosa. Enseguida se me pasó por la cabeza la imagen de una antigua colaboradora que había perdido tanto pelo que se le veía la piel del cráneo. ¡Qué angustia! Que un hombre se quede calvo a los cuarenta y tantos, pase, pero una mujer, ¡qué horror! ¡Ya me veía calva!

Así que a la larga lista de mis desajustes había que añadir este último. Además de vigilar mi peso, mi nivel de energía, mi irritabilidad, mi vejiga y todo lo demás, tendría que revisarme la cabeza con lupa para controlar la aparición de calvicie. ¡Era demasiado! Ya imaginaba a mi compañero exasperado por tener que aguantar más quejas por la desaparición de mi humilde cabellera.

Tranquilas, señoras. Son muy pocas las mujeres que desarrollan calvicie en la premenopausia. Es cierto que algunas perdemos mucho pelo, pero no hasta el punto de ver aparecer el cuero cabelludo. Si eres madre lo sabes, porque durante el embarazo se produce el mismo fenómeno.

La caída del pelo se explica por el desequilibrio de la testosterona, en concreto del DHT, un derivado de esta hormona, que es enemigo de los folículos pilosos y cuyo único objetivo es destruirlos. El equilibrio hormonal desempeña un papel clave en el buen funcionamiento del cuerpo y del cerebro. Admito humildemente que no era consciente de su crucial importancia antes de pasar por la premenopausia.

Ni que decir tiene que el estrés es también un factor que contribuye a la caída del pelo. Sin embargo, en este período tumultuoso de nuestra vida, nos resulta muy difícil no perder la tranquilidad.

NO CONOZCO NINGÚN REMEDIO MILAGROSO, PERO AQUÍ TIENES ALGUNAS PISTAS:

Desde que tomo vitamina D, parece que no se me cae tanto el pelo.

Coméntalo con tu médico o con otro profesional de la salud, porque hay vitaminas y minerales que ayudan a prevenir la caída del pelo.

Evita los productos nocivos, como los tintes con peróxido.

Opta por productos naturales.

EL CONSEJO DE LISA :

- Hazte pruebas de función tiroidea (TSH, T3 y T4). La premenopausia suele ir acompañada de insuficiencia tiroidea, cuyos principales síntomas son: escalofríos, pérdida de pelo, aumento de peso, sequedad de la piel, depresión y estreñimiento.

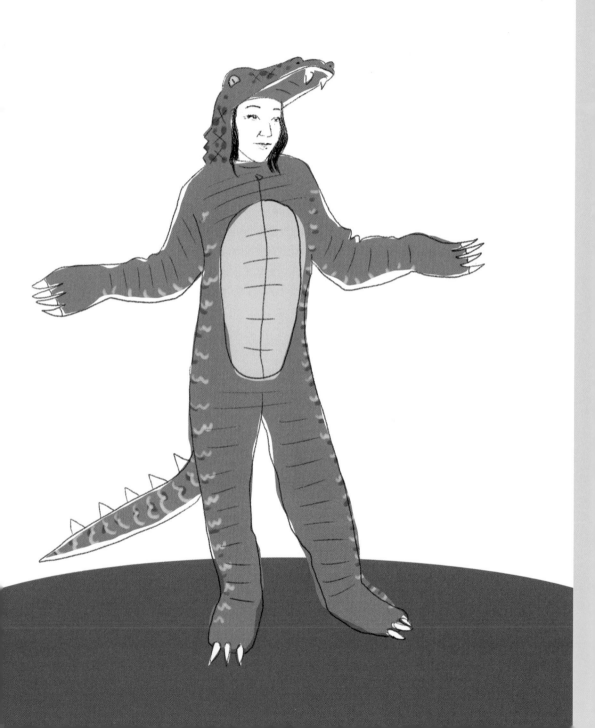

Síntoma n.º 25

PIEL Y PELO SECOS

En mi cuerpo y en mi rostro quedan rastros del paso de la varicela. Mi madre dice que hizo todo lo posible por evitar que me rascara y de paso me recuerda con malicioso placer que yo era una niña que hacía lo que le daba la gana. Admito que es verdad que me rasqué. No podía soportarlo. Todavía hoy, cuando siento picores, me rasco hasta hacerme sangre. Tanto si me pica un mosquito o un insecto al que atraigo como el polen atrae a las abejas, como si tengo una repentina reacción alérgica cutánea, me ensaño contra mi piel con la atención de un mono que despioja a otro y con la energía de un perro que se rasca la oreja. La sensación de picor me saca de mis casillas. Tengo tolerancia cero. A saber por qué.

Así que con el tiempo, cuando el otoño da paso al invierno o la primavera al verano, me acostumbré a soportar un período de 15 días de picores.

Durante la premenopausia, los picores se hicieron más frecuentes, y no era porque saliera a pasear por el bosque.

En cuanto me metía en la cama, empezaba a rascarme. Ni te cuento lo que supone este síntoma si además resulta que tienes fobia a las chinches… Me picaban la espalda, las pantorrillas y los tobillos. Estaba obsesionada. Me embadurnaba el cuerpo de crema, pero en vano. Me daba la sensación de estar mudando la piel, literalmente.

El fenómeno no tardó en ampliarse. Se producía no solo al meterme en la cama, sino también cuando había cambios bruscos de temperatura, del calor al frío y viceversa.

Mi cuero cabelludo también sufrió durante esta etapa. La caspa hizo una breve aparición, como en la adolescencia. El simple gesto de pasarme la mano por el pelo o de mover la cabeza espolvoreaba partículas blancas sobre mis hombros. Distaba mucho de ser elegante, porque mi vestuario está formado principalmente por ropa negra.

El estrógeno, nuestra valiosa hormona cuyo nivel cae durante la premenopausia, tiene un efecto lubricante no solo en el cerebro, sino también en la piel y en el pelo. Cuando lo entendí, me di cuenta de que era la afortunada elegida de otro síntoma.

LOS CONSEJOS DE LISA :

- Hazte pruebas de función tiroidea (TSH, T3 y T4). La premenopausia suele ir acompañada de insuficiencia tiroidea, cuyos principales síntomas son: escalofríos, pérdida de pelo, aumento de peso, sequedad de la piel, depresión y estreñimiento.
- Toma de 800 a 1.000 mg de aceite omega-3 todos los días.

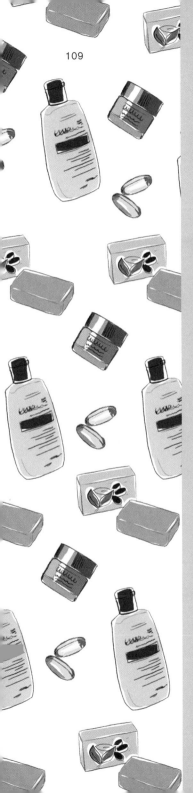

MIS CONSEJOS «PROFESIONALES»:

Dúchate con agua tibia. El calor agrede la piel y provoca picores.

Un consejo sensato de mi hermana: cuando te duches, enjabónate solo las partes que necesitas lavar. Así no se te secará tanto la piel.

Utiliza jabones sin perfume y naturales.

Pide a tu farmacéutico que te recomiende una crema contra el picor para el cuerpo que contenga alcanfor y calamina. También en este caso Aveeno tiene una muy buena.

Pide a tu peluquero que te recomiende un champú profesional para la caspa y para hidratar el pelo seco.

Para un tratamiento anticaspa más natural, añade unas gotas de aceite esencial de árbol de té a tu champú. Este aceite es imprescindible para los problemas de piel, incluido el cuero cabelludo.

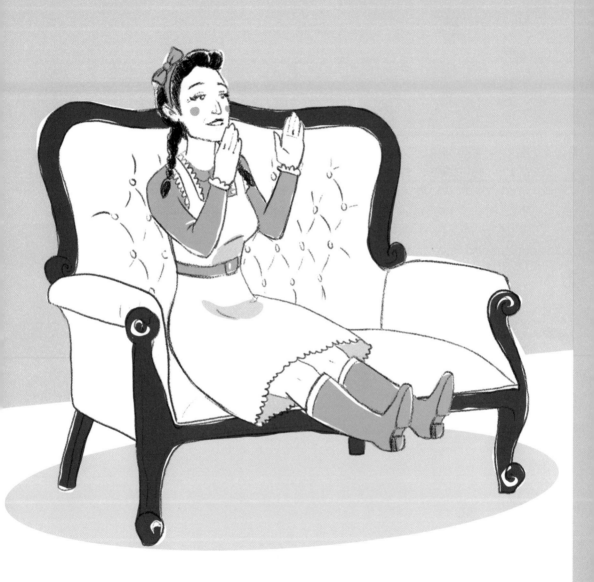

Síntoma n.º 26

DOLORES ARTICULARES

Hace cinco años, entrené durante cuatro meses para participar en un duatlón, un desafío incluido en mi lista de propósitos para ese año. Mis entrenamientos iban bien y estaba entusiasmada. El día D llegó por fin y me dirigí al evento muy confiada, acompañada por mi pareja, que vino a animarme y a hacer un reportaje fotográfico para inmortalizar el gran estreno. El duatlón consistía en 5 km de carrera, 20 km de bicicleta y otros 5 km de carrera. En la última etapa, de repente me falló la cadera. No podía seguir avanzando. Y para mi gran desesperación, crucé la línea de meta en un carrito de golf. Fue el primer episodio de una larga serie de problemas articulares que, además de hacerme sufrir, socavaron mi vida cotidiana durante varios meses.

Me dolían tanto los nudillos que ya no podía abrir una lata de conserva, desenroscar una tapa, abrir una botella, ni siquiera abrir o cerrar las persianas de mis ventanas. Después les tocó a los hombros, las rodillas, los codos y el cuello. Cada mañana me sentía como el leñador de hojalata de *El mago de Oz*: necesitaba engrasarme para empezar el día.

Todas mis articulaciones estaban débiles y doloridas. Una bolsa de la compra o un bolso demasiado lleno me parecía que pesaba toneladas. Ya no conseguía hacer mis habituales sesiones de musculación. Quitar la nieve del coche, empujar una puerta, desenredarme el pelo, muchos gestos cotidianos que solía hacer sin pensar se habían convertido en dolorosos sufrimientos. Me sentía desvalida, dependiente y terriblemente vieja cuando solo tenía 48 años. Este anticipo amargo de lo que podría ser mi vejez me deprimió. Yo, la mujer superautónoma y ultradinámica, me vi obligada, de la noche a la mañana, a recurrir a los demás, en especial a mi pareja, para realizar pequeñas tareas.

El dolor desgasta y cansa no solo el cuerpo, sino también la mente. Me propusieron tomar antidepresivos, pero me negué, porque me parecía absurdo «curarme la cabeza» en lugar de buscar la causa de estas dolencias. Al descubrir la lista de los síntomas de la premenopausia lo entendí por fin. Lisa, mi homeópata, con sus sensatos consejos y sus valiosas bolitas, me ayudó a superar esta dura prueba.

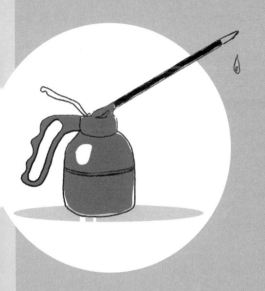

LO QUE HICE Y TE RECOMIENDO:

El nivel de dolor disminuyó considerablemente eliminando el gluten de mi dieta.

Sustituí correr y la musculación por la cama elástica, que no ejerce presión sobre las articulaciones. La superficie flexible absorbe el 80 % del impacto. Y sobre todo es una actividad deportiva que libera tensiones.

Seguí religiosamente los tratamientos homeopáticos que me recetó Lisa.

LOS CONSEJOS DE LISA :

- Toma un suplemento para las articulaciones que contenga boswellia, curcumina, garra del diablo y jengibre para reducir la inflamación de las articulaciones.

- Plantéate consultar a un homeópata. La homeopatía hace maravillas para reducir el dolor y la inflamación de las articulaciones de manera natural.

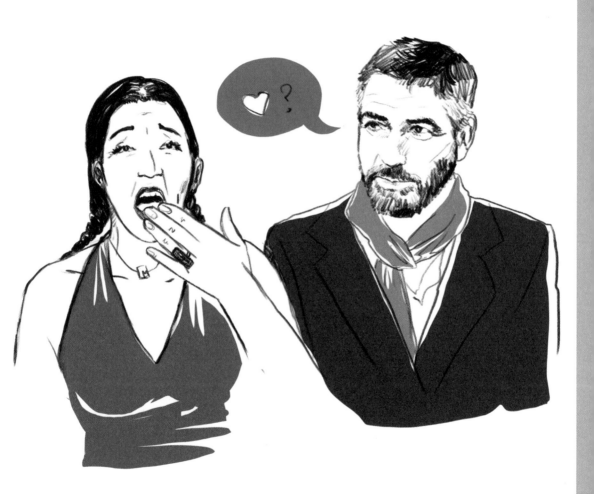

Síntoma n.º 27

PÉRDIDA DE DESEO SEXUAL

El hecho de que la pérdida de deseo sexual o de libido sea uno de los síntomas más conocidos de la premenopausia no quiere decir que sea un tema de conversación frecuente. En pareja, es causa de frustración importante, sobre todo si tu compañero es un calentorro, y para las mujeres es una buena ocasión para sentirse culpables. ¡Como si no tuviéramos bastante durante este magnífico período de placeres que es la premenopausia!

¿Podemos hablar claro?

Lo sabe todo el mundo: el deseo sexual es inversamente proporcional a la cantidad de años que se vive en pareja. Así que en ocasiones es preciso avivar la llama sexual. Si no vives esta realidad, me inclino ante ti. En lo que respecta a mi compañero y a mí, la frecuencia de nuestras relaciones sexuales se ha espaciado mucho. Al principio lo achaqué a la longevidad de nuestra pareja. «Nos queremos, somos cómplices, nos respetamos y estamos bien juntos, así que tampoco es un drama si ya no nos movemos tanto debajo del edredón.»

Por supuesto, mi compañero no lo veía así. Aunque no marcaba los días con una X en el calendario, me recordaba amablemente que habían pasado semanas desde nuestro último revolcón.

Tuve una auténtica revelación el día en que la perspectiva de masturbarme pensando en George Clooney no me puso cachonda. Si George ya no tenía efecto sobre mí, mi pobre compañero tenía poco que hacer.

¿Cómo resumirlo? Digamos que la idea de echar un polvo me parecía tan atractiva como someterme a una colonoscopia. No sentía ningún deseo, nada, *rien, niente, nothing*. Además, la pérdida de deseo sexual era la última de mis preocupaciones, porque tenía síntomas más molestos que me exigían esfuerzos, estrategias y recursos para sobrellevarlos. Este podía perfectamente esperar su turno.

Luego, poco a poco, recuperé cierto deseo de gozar viendo escenas amorosas en la pantalla o cuando el sol me acariciaba la piel. Este microdeseo se apoderaba de mí, pero en plan «está sucediendo aquí y ahora, en este momento». ¡Qué revelación! ¡Ya no estaba hibernando sexualmente! En cuanto a mi compañero, se alegraba tanto de recuperar a su Dulcinea que se mostró complaciente.

La moraleja de esta historia: el deseo sexual vuelve al igual que se marchó. No le hagas demasiado caso. Háblalo abiertamente con tu pareja. Explícale tu estado de ánimo y lo que te dice tu cuerpo. Tranquilízalo, no es culpa suya, sino de una situación de la que eres prisionera y que acabará pasando.

ENTRE NOSOTRAS:

Si te incomoda que tu pareja te toque, ocúpate tú de ella.

Habladlo abiertamente.

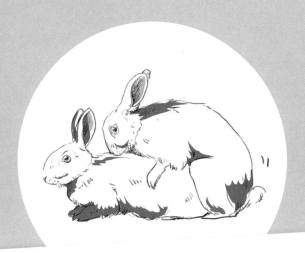

EL CONSEJO DE LISA :

- La DHEA es el precursor de la testosterona (el cuerpo la utiliza como materia prima para producir testosterona). Las mujeres pueden tomar de forma segura hasta 10 mg diarios para aumentar su deseo sexual. En España, a diferencia de lo que sucede en algunos países, no se puede comprar DHEA sin receta médica.

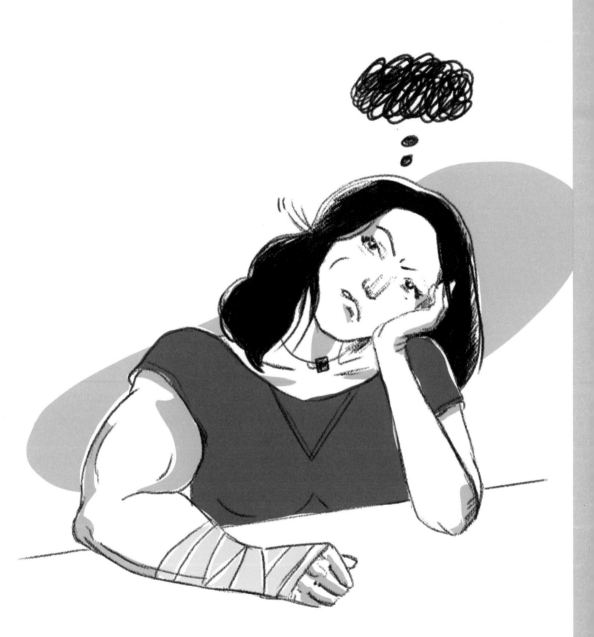

Síntoma n.º 28

DIFICULTAD PARA LLEGAR AL ORGASMO

Durante mucho tiempo tuve la capacidad de gozar a voluntad en un santiamén. Había desarrollado una destreza y una habilidad formidables, que me permitían alcanzar el clímax de forma casi instantánea. Mis muchos amantes tuvieron que aceptar, desde nuestras primeras relaciones, que gozara sin su intervención. Pobrecillos, no les daba la oportunidad ni el tiempo de mostrarme sus hazañas en la cama.

Aunque en mi vida frustré a más de un hombre, al menos no se esforzaban para nada. Mis muchos años de soltería, así como el viejo refrán que dice «Si quieres ir bien servido, sírvete a ti mismo», sin duda contribuyeron a mi independencia sexual. Y debo constatar que la viví sin límites.

Pero volvamos a lo nuestro… Ni que decir tiene que si en este maravilloso período que es la premenopausia no sentimos el menor deseo sexual, es muy posible que nuestra capacidad de llegar al orgasmo se reduzca. Sin embargo, cuando sentimos un ligero deseo y el camino hacia el orgasmo acaba pareciendo una maratón, puede convertirse en una preocupación real. Es exactamente lo que me sucedió durante esta fase no tan feliz de mi vida. Por más que me excitara con pensamientos de lo más eróticos, no había manera de humedecerme. Mi clítoris, que antes se estremecía al menor contacto, ya no respondía. Y encima agravaba mi tendinitis en el brazo.

Resulta extraño dejar de responder a tus propias caricias y perder totalmente la sensibilidad táctil. Parecía que todas mis partes íntimas (pechos incluidos) estaban anestesiadas. Aunque, siendo sincera, no dediqué mucho tiempo a este problema, porque tenía cosas más importantes que hacer.

Como en el caso de muchos otros síntomas, te recomiendo que te lo tomes con paciencia y que esperes a que pase.

Dos consejos personales. Ya que tenemos que pasar por esta etapa de la vida, vale más hacerlo disfrutando y con buen humor, ¿verdad?

Mi profesora de meditación me recomendó que visitara el sitio web *omgyes.com*. (Antes yo era reacia a la idea de meditar, pero te animo a que lo hagas. Soy adepta desde hace poco y estoy convencida de que practicar la meditación me habría ayudado a superar algunas dificultades de la premenopausia.) Este sitio web ofrece vídeos sobre las diferentes técnicas que permiten llegar al orgasmo. Te ayudará a recuperar tu cuerpo. No te digo más, pero merece la pena echar un vistazo.

Lisa, mi homeópata, me habló del libro *Pussy: A Reclamation*, de Regena Thomashauer. Este libro te enseñará que el «coño» es cualquier cosa menos pornográfico, que es la cuna del poder y del placer femeninos. Descubrirás que el hecho de ser consciente de su sensualidad es primordial para la salud mental, intelectual y emocional. Apto para cualquier edad… *Yes to girl power!*

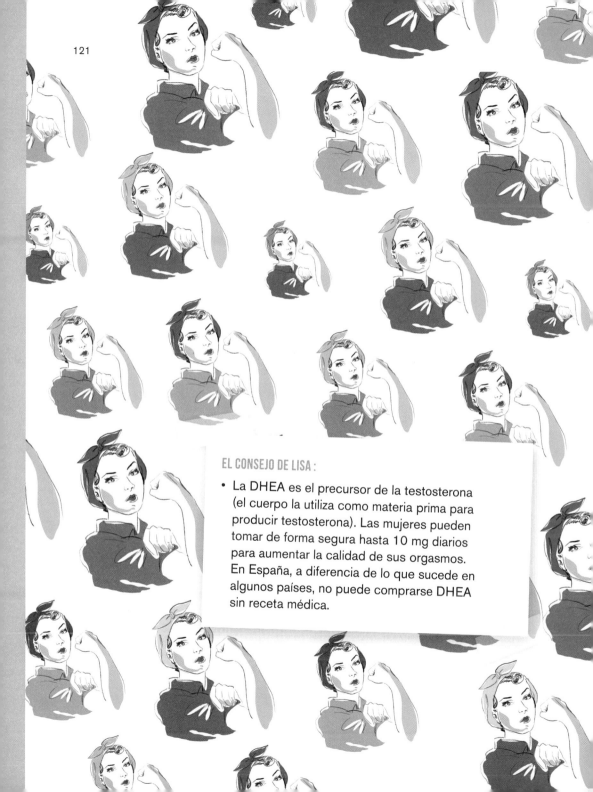

EL CONSEJO DE LISA :

- La DHEA es el precursor de la testosterona (el cuerpo la utiliza como materia prima para producir testosterona). Las mujeres pueden tomar de forma segura hasta 10 mg diarios para aumentar la calidad de sus orgasmos. En España, a diferencia de lo que sucede en algunos países, no puede comprarse DHEA sin receta médica.

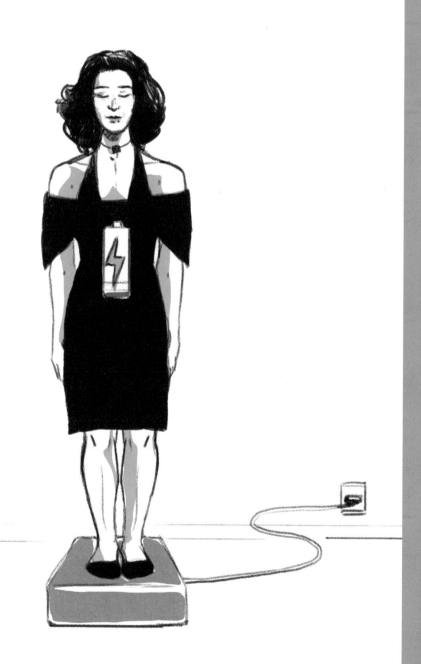

Síntoma n.º 29

DESGASTE PROFESIONAL

«¿Por qué te sientes tan vulnerable, febril y agotada? ¿Por qué quieres mandar todo a paseo? ¿Por qué has decidido irte al fin del mundo para recuperar fuerzas con este miedo en el estómago que no te abandona? ¿Y conseguirás tomar todas las decisiones que debes tomar?»

Tuvieron que pasar unos años para que me diera cuenta de que en la época en la que escribí estas frases en mi diario sufría desgaste profesional. Con el trabajo al que me dedico, sospechaba que algún día me llegaría, que un buen día me chocaría contra una pared, y temía ese momento.

Lo entendí el día que descubrí que el desgaste profesional figuraba en la lista de los posibles síntomas relacionados con la premenopausia, junto con otros calvarios que sufría desde hacía un tiempo. Entonces me di cuenta de que mis deseos de huir de todas mis responsabilidades estaban justificados. Se trataba no solo de las responsabilidades profesionales, sino también de las cosas más anodinas de la vida cotidiana, como ir a buscar la ropa a la lavandería, pagar la factura de la luz o llamar al fontanero para que desatascara la bañera… Todo me pesaba. Soñaba con que alguien se ocupara de mí. ¿Tenía que volver a vivir con mi madre?

Cuando estaba pasando por este período de gran vulnerabilidad, decidí marcharme lejos, sin saber realmente en qué estado me encontraba. ¿Habría renunciado al viaje de haberlo sabido? Es muy posible. Retrospectivamente, estoy orgullosa de haberlo hecho. Forjé así las armas necesarias para enfrentarme a la aventura hormonal que tenía por delante. Di muestras de valor y de voluntad, y aprendí a vivir solo conmigo misma.

Si sufres de insomnio y de sudores nocturnos, es muy probable que estés agotada en general. Te aconsejo que evalúes si necesitas hacer una pausa. No es vergonzoso concedernos un tiempo a nosotras mismas si podemos permitírnoslo. Anota tu estado de ánimo en un diario. Parece que esta etapa en la vida de una mujer sirve para «hacer limpieza», pero no nos detenemos con la suficiente frecuencia para poder analizarlo. Seguramente descubrirás que tienes hábitos y *modus operandi* que te perjudican o que ya no te convienen. Intenta aceptar con tranquilidad este nuevo capítulo de tu vida. ¡Merece la pena!

Aunque me repita, recuerda que la medicina alternativa también puede ayudarte a recuperarte.

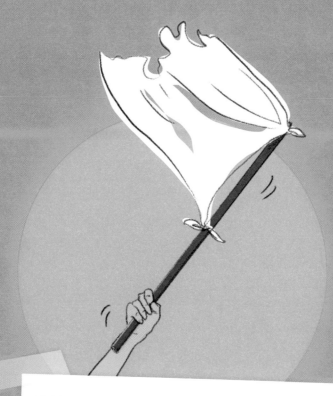

EL CONSEJO DE LISA :

- Tus glándulas suprarrenales pueden estar cansadas. Recurre a un suplemento de raíz de regaliz, albahaca sagrada, pantetina, ginseng, rhodiola, ashwaganda y vitamina C para ayudar a mantenerlas.

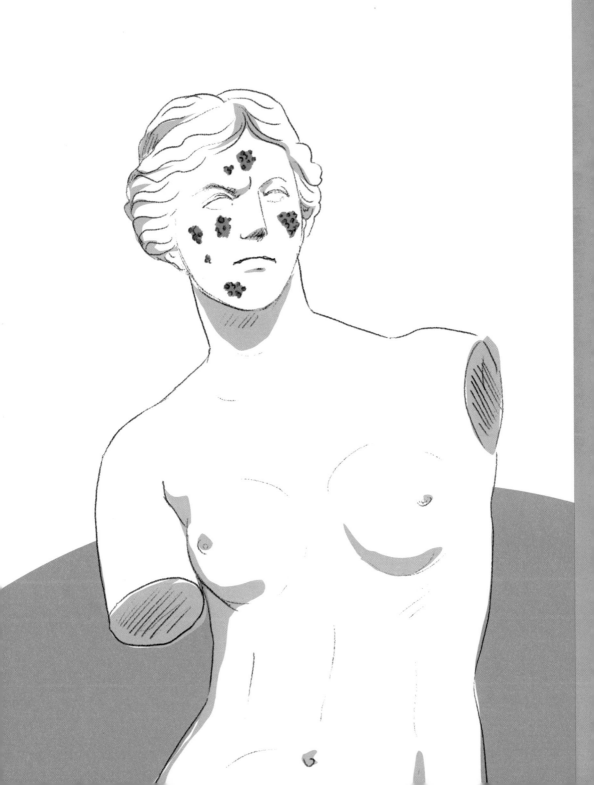

Síntoma n.º 30

ACNÉ

Tuve la suerte de pasar por la adolescencia sin un grano en la cara, y mi ciclo menstrual nunca me ha causado problemas de piel en la edad adulta. Estaba convencida de que este síntoma solo afectaba a mujeres que ya habían tenido problemas de erupciones cutáneas. Esta deducción lógica funcionó en mi caso, pero no en el de mi pobre amiga Manon.

Conocí a Manon hace más de 30 años, y siempre la había visto con una epidermis lisa y luminosa. Además, ella me confirmó que tenía una piel de bebé a la edad en que sus amigas y sus amigos tenían que lidiar con espinillas, puntos negros, pústulas, nódulos y otras pápulas.

Después de cumplir los cuarenta, Manon vio indicios que anunciaban que la naturaleza de su piel estaba cambiando, pero no les prestó mucha atención, ya que sufría otros problemas físicos más preocupantes. Además de ser una gran deportista, Manon da muestras de un estilo de vida ejemplar. Por eso sus repentinos problemas de salud la inquietaron. Durante un año consultó a médicos y especialistas. Le hicieron un montón de pruebas, desde resonancias magnéticas hasta análisis de sangre. En vano, porque no tenía nada.

Incluso le decían que tenía una salud de hierro. Sin embargo, su sufrimiento y su angustia eran muy reales, así que le recetaron antidepresivos. Hasta mucho después, cuando recurrió a la medicina ayurvédica, no descubrió el misterio de sus problemas de salud: la premenopausia. Muchas mujeres pasan por este largo periplo médico antes de saber lo que está sucediendo en su cuerpo.

Volvamos a Manon. En plenas crisis de acné, su cara parecía cubierta de una torta seca que le ardía y le picaba todo el tiempo hasta el punto de que quería arrancarse la piel. Esta situación no le daba respiro, ni en verano ni en invierno.

A este sufrimiento físico se añadieron problemas psicológicos, entre ellos, muchos episodios depresivos. No había nada que hacer, las gruesas capas de maquillaje no podían camuflar los granos hinchados ni las lesiones cutáneas. Ya no se reconocía. Se quedaba en casa, recluida y avergonzada, porque no soportaba que la miraran. El estado de su piel se convirtió en una auténtica obsesión, y cuanta más atención le prestaba, más se agravaba. Sus problemas de acné le destrozaron la vida durante varios años, y por fin a los 54 años un dermatólogo le explicó que tenía acné hormonal relacionado con la premenopausia.

Me hace muy feliz contarte que mi amiga recuperó su alegría de vivir y su piel joven, con bonitas arrugas de expresión, por supuesto, y que todas las demás dolencias que sufrió desaparecieron con la menopausia. A ella también le habría gustado que la diagnosticaran antes. Pero una vez superada esta etapa de la vida, estamos desatadas. Los cincuenta son los nuevos treinta, te lo aseguramos.

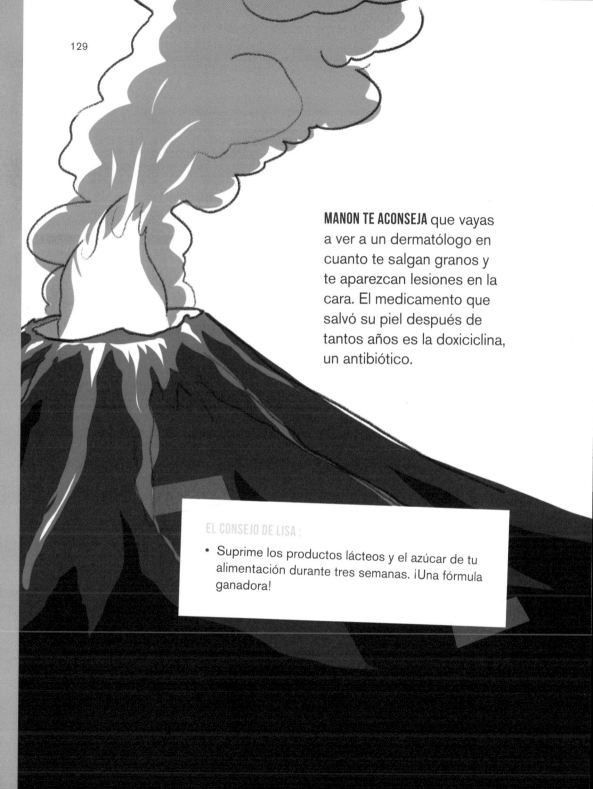

MANON TE ACONSEJA que vayas a ver a un dermatólogo en cuanto te salgan granos y te aparezcan lesiones en la cara. El medicamento que salvó su piel después de tantos años es la doxiciclina, un antibiótico.

EL CONSEJO DE LISA :

- Suprime los productos lácteos y el azúcar de tu alimentación durante tres semanas. ¡Una fórmula ganadora!

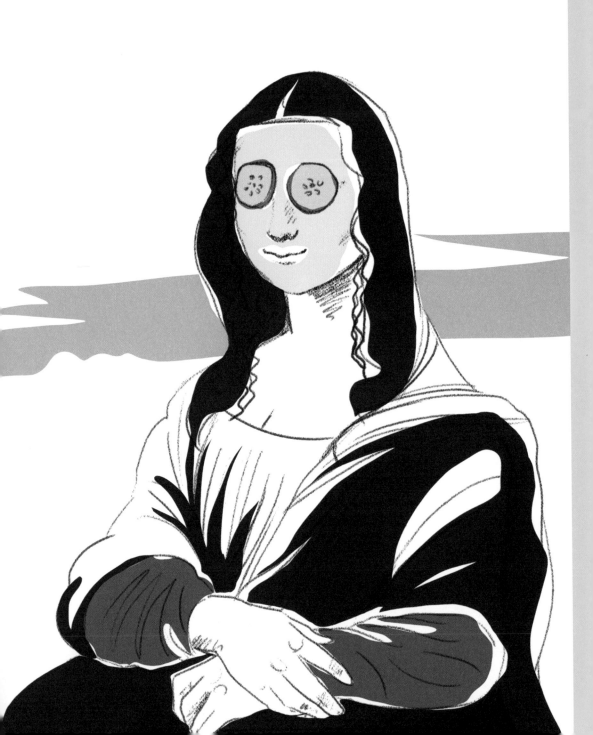

Síntoma n.º 31

PIEL GRASA

Me habían explicado que, si tenía tendencia a estar irritable durante el síndrome premenstrual, había muchas posibilidades de que mi irritabilidad se intensificara en la premenopausia. Resultado: no hay la menor duda, soy la prueba viviente de que esta teoría es cierta. La misma profecía se aplica a las características de la piel. Las pieles secas tienden a secarse, y las pieles grasas, a brillar más. Formo parte del bando de las pieles secas y frágiles y, a decir verdad, ninguna de mis amigas experimentó el síntoma de la piel grasa. No creas que esto quiere decir que no le pase prácticamente a nadie. Y sí, algunas mujeres se encuentran sin la menor duda con una piel reluciente, digna de la de una adolescente.

Durante los años que dura la premenopausia, entre 5 y 10, nuestras hormonas femeninas y masculinas fluctúan. En muchas de nosotras, las hormonas masculinas toman la delantera y crean un desequilibrio que puede provocar cierta virilización. Por ejemplo, vemos aparecer pelos en la barbilla o en los pezones. O bien la piel se vuelve más grasa, a veces también el pelo, y (re)surgen problemas de acné. (Seguramente tuve un ataque de hormonas masculinas en un momento de mi vida, porque tengo tres pelos en la barbilla que a mi esteticista le encanta quitarme cada vez que voy a verla.)

Aun así, la mayoría de las mujeres no sufren este síntoma, ya que son más las mujeres a las que les afecta la pérdida de hormonas femeninas, que provoca la sequedad de la piel y de las mucosas.

¿No formas parte de este grupo y tienes la piel grasa? ¡Alégrate! ¡Sí, sí! Con un poco de suerte, no tendrás que sufrir sequedad vaginal ni picores. Ni tendrás que soportar ver tus hombros salpicados de caspa. Es una buena noticia, ¿no? ¡Casi lamento no haber tenido este síntoma!

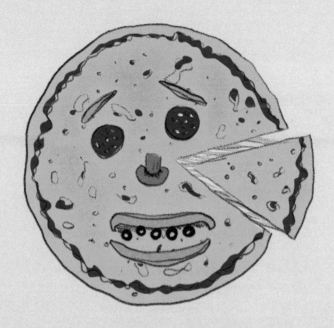

ALGUNAS REGLAS DE ORO A SEGUIR PARA LIMPIAR TU PIEL:

¡Come sano!

Vigila tu alimentación y detecta los alimentos que hacen que te salgan granos.

Utiliza jabones y cosméticos para pieles grasas.

Lávate la piel mañana y noche.

Exfóliate la cara dos veces por semana.

Ve regularmente al esteticista.

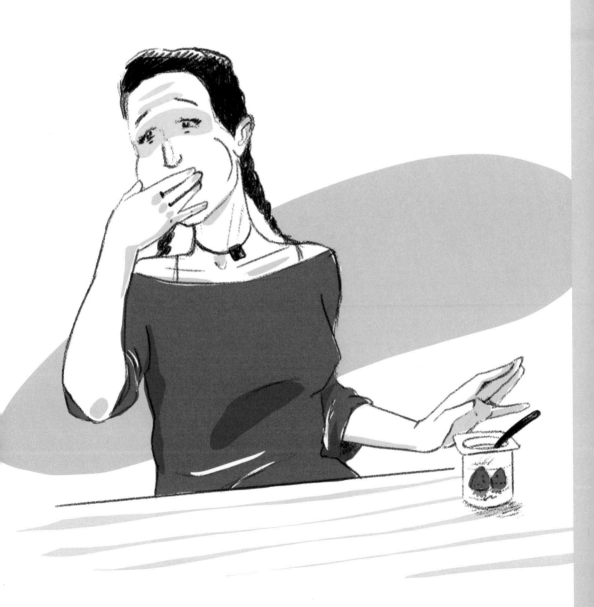

Síntoma n.º 32

NÁUSEAS

No conocía la náusea, y no estoy hablando de la famosa novela de Jean-Paul Sartre. Nunca he tenido náuseas, y las pocas veces que he vomitado en mi vida se pueden contar con los dedos de una mano. Sin embargo, he oído muchas veces a mi pareja quejarse de náuseas repentinas, aunque no le hacía demasiado caso y me decía que seguramente exageraba, como suelen hacer los hombres. Debo admitir que me equivocaba.

Durante mi viaje a Nueva Zelanda también yo empecé a tener las náuseas que él me describía. De la noche a la mañana, el olor del vino tinto, mi néctar preferido, me producía arcadas. Tras varios intentos infructuosos, probé con el vino blanco, que solía rechazar. Para mi gran sorpresa, el sabor del vino blanco me gustó y mi estómago también pareció apreciarlo. Así se acabaron las buenas botellas de tinto para acompañar mis platos favoritos, entre ellos el chuletón… Una lástima, lo admito, pero hay cosas peores en la vida. Al fin y al cabo, estaba en un país famoso por sus vinos blancos y un nuevo mundo se abría ante mí, lleno de promesas y de descubrimientos. Después del pinot noir, el gamay y el sangiovese, me convertí en una adepta, si bien a falta de mejores opciones, del sauvignon, del pinot gris y del chenin blanc.

Después se añadieron a mi lista de alimentos a evitar el yogur, los huevos, el cordero, los productos grasos y el salmón. Siempre llevaba en el bolso Pepto-Bismol, que me aliviaba instantáneamente. Muchas amigas mías tuvieron el mismo síntoma: alimentos que hasta entonces nunca les habían provocado malestar de repente se lo causaban.

También recuerdo perfectamente el efecto que me causó un perfume muy apreciado por las mujeres francesas. Una noche, durante un aperitivo en mi casa, un amigo llegó con una parisina que estaba de paso en Montreal. Cuando la mujer se acercó a darme dos besos, como dicta la costumbre, de repente me sobrevino una inmensa arcada. Corrí al baño, respiré hondo varias veces, me lavé la cara y me rocié perfume para eliminar todo rastro del suyo. Tenía prisa por que se marcharan todos de mi casa para ventilarla y meterme en la ducha. Tenía que librarme cuanto antes de su olor, que se me pegaba a la piel. Por desgracia, después de la ducha el olor del perfume seguía cosquilleándome en la nariz y me revolvía el estómago. Al final conseguí quedarme dormida, aunque con un pañuelo perfumado sobre la almohada.

Desgraciadamente, es posible que durante un tiempo tú también tengas que acostumbrarte a estas reacciones virulentas a la comida o a los olores. Algunas mujeres las comparan con las náuseas del embarazo. No te preocupes demasiado, solo es otro síntoma de la premenopausia… y desaparecerá al igual que apareció.

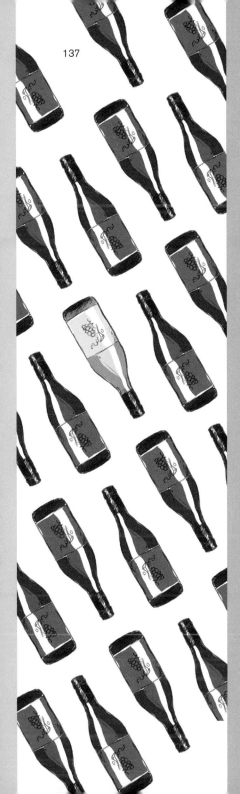

CON EL PASO DE LOS MESES, ENCONTRÉ PEQUEÑOS TRUCOS QUE ME ALIVIABAN:

- agua caliente con limón;

- té con menta;

- caramelos naturales de jengibre;

- las Gravol sin somnolencia;

- tentempiés saludables de frutas y verduras.

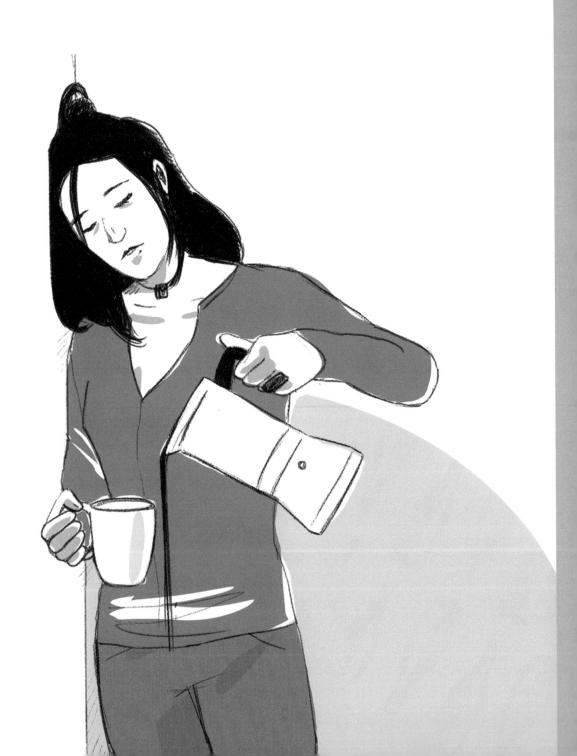

Síntoma n.º 33

SOMNOLENCIA

¿Has tenido tantas ganas de dormir que la cabeza se te cae sola y te cuesta mantener los ojos abiertos? No te hablo aquí de la agradable sensación de quedarte dormida delante de la tele un viernes por la noche después de una semana de mucho trabajo o leyendo una novela tumbada en el sofá un domingo por la tarde. No, me refiero a esos instantes en que empiezas a cabecear en situaciones francamente embarazosas: en reuniones con proveedores, en plena conversación con clientes o sencillamente cuando estás escribiendo un correo en el despacho…

Créeme, no tiene ninguna gracia. De repente te pesan los párpados y tienes que buscar una artimaña para no ceder a la tentación de cerrar los ojos. Luego empiezan los bostezos, que sin duda son más difíciles de disimular y a menudo contagiosos. Por mi parte, en ese momento sabía que estaba perdida si no me mordía las mejillas por dentro lo más disimuladamente posible, si no movía el pie o garabateaba cualquier cosa. Y qué se le iba a hacer si mostraba signos de conducta hiperactiva a mis compañeros o mis clientes. Al menos no me quedaba dormida. Y en cualquier caso era mejor que dar la impresión de que me aburría.

Durante este período tuve que evitar las salidas culturales, porque, invariablemente y a pesar de mi buena voluntad, no dejaba de cabecear. Los espectáculos de danza contemporánea, los conciertos de música clásica y las obras de teatro experimentales me producían el efecto de un somnífero. Lo mismo sucedía con la lectura, aunque devoro libros desde niña.

Mi hermana también tiene problemas de somnolencia. Hace poco, mientras asistía a una conferencia a primera hora de la mañana, de repente se dio cuenta de que acababa de echarse una cabezadita delante de todo el mundo. Esta súbita necesidad de dormir se manifiesta también en el coche, donde pasa buena parte del día yendo de una actividad a otra. Masca chicle para no dormirse al volante, hasta dos paquetes diarios. A veces vuelve a casa, deja las bolsas de la compra en la encimera y va directamente a tumbarse al sofá.

Como tú seguramente, mi hermana y yo habíamos tenido bajones por cansancio en el pasado, por ejemplo después de comer o después de un largo paseo junto al mar. Sin embargo, a partir de la premenopausia, constatamos que podía entrarnos sueño en cualquier momento, incluso después de haber dormido bien toda la noche. Desde entonces, echamos la siesta alegremente, sin sentimiento de culpa ni vergüenza.

La explicación de la modorra repentina es muy sencilla: al circular por la sangre, toda hormona modifica el funcionamiento de uno o varios órganos (o tejidos) del cuerpo, unas veces estimulando una de sus funciones y otras veces inhibiéndola. Cuando se segregan demasiadas hormonas, o demasiado pocas, nuestra salud y nuestro bienestar pueden verse afectados de muchas maneras. Y sobre todo puede afectar al sueño.

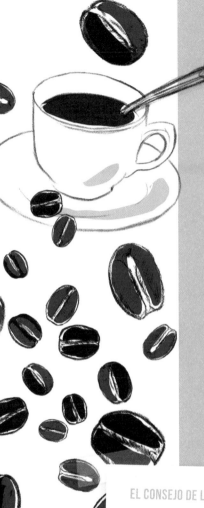

MIS TRUCOS PRÁCTICOS PARA SALIR DE ESTE ESTADO:

Bebe agua, escribe cualquier cosa, muévete o finge tener ganas de ir al baño para poder moverte, estirarte o echarte agua fría en la cara. La acción te sacará del letargo.

Come ligero al mediodía y picotea tentempiés saludables cuando tengas hambre.

Evita los deportes «energívoros».

No dudes en salir a tomar el aire de vez en cuando durante tus horas de trabajo.

Haz pequeñas siestas de 5 a 10 minutos.

EL CONSEJO DE LISA :

- Tus glándulas suprarrenales pueden estar cansadas. Recurre a un suplemento de raíz de regaliz, albahaca sagrada, pantetina, ginseng, rhodiola, ashwaganda y vitamina C.

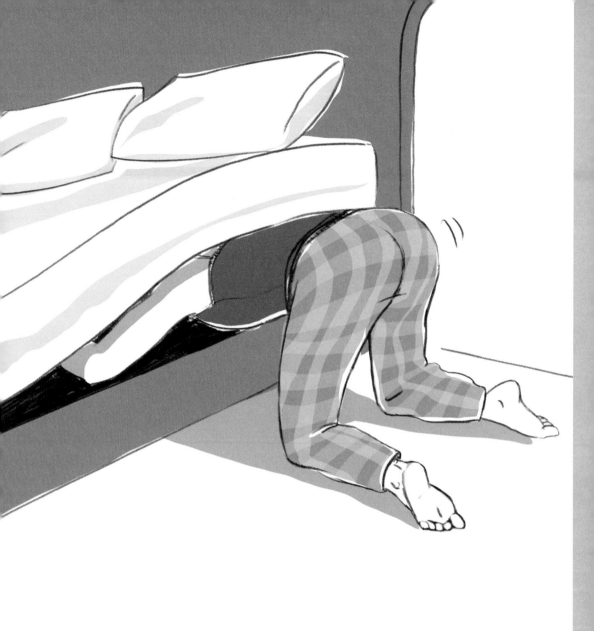

Síntoma n.º 34

OBSESIONES

La obsesión se define como un pensamiento que se impone a nosotros y del que no conseguimos deshacernos, aunque reconozcamos que lo que sentimos es absurdo. Es una idea fija que no podemos ahuyentar. En el ámbito de la psicología, constatamos que la obsesión suele ir acompañada de compulsiones, es decir, actos que repetimos una y otra vez. Es lo que llamamos TOC, trastornos obsesivo compulsivos.

¿Tenía yo cierta tendencia a la obsesión antes de la premenopausia? Sin duda.

En los últimos seis años, canto una vez al año por placer y con el objetivo de recaudar fondos para organizaciones sin ánimo de lucro que ayudan a personas enfermas de Alzheimer. Invariablemente, un mes antes del espectáculo, me obsesiona la idea de ponerme enferma y perder la voz. No salgo y no beso a nadie (ni siquiera a mi pareja). Me inspecciono la garganta con aprehensión varias veces al día para asegurarme de que no tengo ninguna infección. Sin embargo, el resto del año, con el ritmo frenético que llevo, me queda poco tiempo para pensamientos obsesivos.

Las cosas cambiaron cuando, de repente, en la premenopausia, este fenómeno se puso de manifiesto durante un período prolongado. Mi primera «preocupación» fueron las chinches. Los que me conocen saben hasta qué punto tengo fobia a esos bichos. Siempre digo lo mismo a los nuevos becarios de otros países que llegan a la agencia: «No amontonéis muebles ni colchones entre la cama y la pared, no vayáis a encontraros con un problema de chinches». Pero de ahí a despertarme cada noche para revisar el colchón con una linterna, ¿quién lo habría creído? Volví totalmente loco a mi compañero.

Y una mañana, al despertarnos, vimos una mancha de sangre en las sábanas. «¿Lo ves? ¡No estoy loca!» Con una lupa y la linterna en la mano, deshicimos la cama. Y nada, ni rastro. Entonces vi que mi compañero tenía un grano en la nariz y que se le había formado una pequeña costra… «¡Maldita sea, Mirella, también yo me lo había creído!» No puedo evitar reírme mientras te lo cuento.

También estuvo la fase de las serpientes. Había leído que una serpiente se había escapado de un vivario de Montreal. Pensé que podría haber acabado en mi taza del váter. Cada vez que iba a hacer pis, antes de sentarme comprobaba que no hubiera ningún reptil bañándose.

No podemos razonar ante una obsesión. Tiene vida propia.
Y mientras dura, vivimos pendientes de ella.

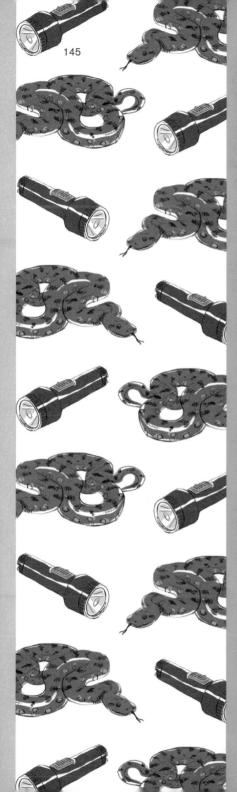

¿QUÉ ME AYUDÓ?

El amor de mi compañero, en el que confío y que dio muestras de saber escucharme sin ridiculizarme. Es la personificación de la paciencia.

Lisa, mi homeópata, que me encontró bolitas a medida, es decir, que respondían a mi perfil físico y psíquico, para luchar contra estos malos espíritus por la noche.

Reírme de mí misma y sus bondades naturales. La capacidad de reírme de mis aventuras nocturnas cuando se las contaba a mis amigos fue muy saludable.

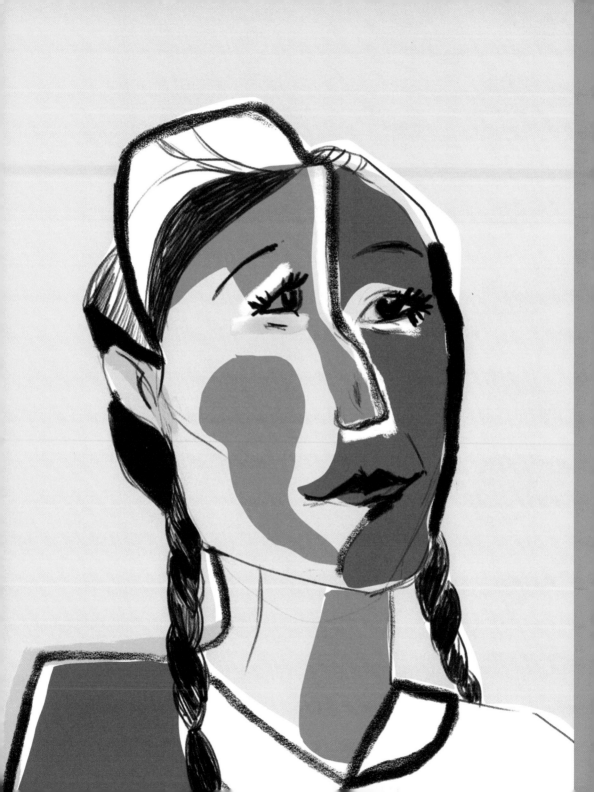

Síntoma n.º 35

INVERSIÓN DE PALABRAS Y DE LETRAS

«¿Eres café y no bebes francés?»

«Tengo prisa por volver para ver una serie en Nexflit.»

«Ok, lo confirmamos por menjase.»

«Su vodo de mida ha cambiado mucho desde el diagnóstico.»

No, no es argot. Así se me trabó la lengua habitualmente durante más de un año. Para mi gran estupefacción, me oía decir frases que parecían trabalenguas, aunque no lo eran. Confieso que entre amigos nos parecía muy divertido. Pero en el ámbito profesional era bastante desconcertante. ¿Qué pasaba para que invirtiera palabras y letras cada dos por tres? Me daba la impresión de que fallaba la conexión entre mi cerebro y mi boca.

Un día, a la hora del té, mi amiga Marie se partió de risa cuando de mi boca salió otra frase extraña. Marie y yo nos entendemos a la perfección. A las dos nos gusta reírnos, también de nosotras mismas. Cuando entendí por qué lloraba de risa, le confesé que, desde que estaba en la premenopausia, perdía el hilo, no de las ideas, sino de las palabras. Ella me tranquilizó diciéndome que también ella tenía este tipo de episodios. El hecho de no ser la única loca del mundo no mitigó mi preocupación.

Luego les llegó el turno a mis dedos, que se enredaban en el tlecado. Aquí tienes una prueba flagrante. ¡Te juro que no lo hago a poprósito! Dedse hace más de tres años, tengo que tlecear con esta extraña foram de dislexia del tlecado. Imagínate… Recibo unos 80 correos diarios que tengo que responder, lo que, en una franja horaria de 8 horas, supone un correo cada 6 minutos, según los sabios cálculos de mi compañero, al que se le dan bien los números. Por desgracia, no tengo el talento de una taquígrafa, así que tecleo con dos dedos. No será necesario que te cuente que estos problemas de inversión de letras me han frustrado muchísimo. Ha habido días en los que quería gritar, incluso llorar, al ver que mi eficacia era prácticamente nula. Y ni te cuento la cantidad de horas que he perdido corrigiendo mis faltas al escribir este libro…

Hablando con Lisa, mi homeópata, entendí que también este problema estaba sin duda relacionado con la premenopausia. No puedo ofrecer ninguna teoría, tampoco ella, pero hemos llegado a la conclusión de que seguramente había que buscar la causa de este fenómeno en la disminución de hormonas que sirven para engrasar la mecánica de nuestro cerebro. Nos parecía tanto más plausible cuanto que, en el pasado, yo había ya observado mi tendencia a invertir palabras durante los períodos de ovulación.

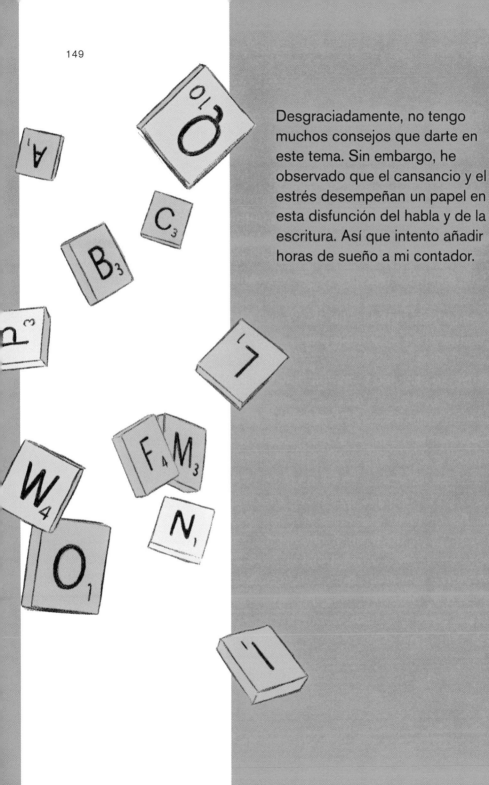

Desgraciadamente, no tengo muchos consejos que darte en este tema. Sin embargo, he observado que el cansancio y el estrés desempeñan un papel en esta disfunción del habla y de la escritura. Así que intento añadir horas de sueño a mi contador.

PARA CONCLUIR

¿Por qué te he contado tantas anécdotas íntimas de mi vida? Soy la primera sorprendida… A decir verdad, no pensaba llegar al final de esta aventura. Al principio, empezó como una broma. Un día dije que iba a escribir una guía de supervivencia para ayudar a las mujeres premenopáusicas, uno de esos grandes proyectos entre amigos en cenas bien regadas. La idea se concretó después, cuando me llegaron ánimos de todas partes.

El proyecto adquirió forma en mayo de 2017, mientras participaba como conferenciante en una actividad sobre redes sociales al que asistieron mujeres muy interesantes. Al terminar el relato de mi itinerario, mencioné mi lista de propósitos. Desde hace ya un tiempo me propongo llevar a cabo tres desafíos o proyectos al año. Me iniciaron en este ritual un 31 de diciembre, y continúo con esa tradición con los amigos que están alrededor de la mesa en Nochevieja. Así que expliqué a las mujeres presentes en ese encuentro que esta guía de supervivencia para mujeres premenopáusicas estaba en mi lista de propósitos para 2017, y añadí que estaba buscando a una ilustradora con la que colaborar. Cuando llegó el momento de presentarnos entre nosotras, Aline me habló de Stef, y así encontré a la ilustradora cómplice que me faltaba para llevar a cabo el proyecto.

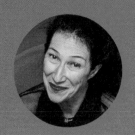

Ahora sabes casi todo de mi vida hasta hoy. He compartido momentos muy íntimos con la esperanza de infundirte valor para afrontar esta fase tumultuosa de tu vida con una buena dosis de humor, de amor y de paciencia. Para mí era primordial hacerlo con la sinceridad y la espontaneidad que me caracterizan desde niña. Cuando era joven, mi querido padre me decía que era una chica audaz. Retrospectivamente, creo que el término es bastante exacto. Mi principal motivación al escribir esta guía de supervivencia era que no te sintieras tan sola durante esta larga y tempestuosa travesía.

Te mando una dosis de valor y te deseo que te quieras a ti misma, que dejes de sentirte culpable, que ocupes tu lugar y que celebres la vida, incluso cuando te parezca más bien sombría.

Con cariño,

Mirella

LOS CONSEJOS DE LISA, NATURÓPATA

Durante mis 20 años de práctica como médica naturópata, he tenido el placer de aconsejar a cientos de mujeres sobre su salud en general y, en concreto, sobre su salud hormonal. He podido constatar, tanto en mujeres jóvenes con reglas irregulares y dolores menstruales como en mujeres de más de cuarenta y cincuenta años con síntomas de premenopausia y menopausia, hasta qué punto las hormonas y su modulación ejercen un gran poder.

Suele definirse la premenopausia como el período previo a la menopausia, cuando las reglas se vuelven irregulares, a menudo abundantes y con coágulos, hasta que se hayan interrumpido durante al menos un año, lo que se considera oficialmente menopausia.

He observado muchas veces que las mujeres con un buen equilibrio hormonal, lo que supone menos síntomas premenstruales, reglas sin demasiados problemas y recuperación tranquila después de los embarazos, pasan esta etapa hacia la menopausia más fácilmente que las que han tendido a sufrir síntomas hormonales durante toda su vida.

Conocí a Mirella en 2015, cuando vino a consultarme por sus síntomas de premenopausia. Según sus propias palabras, le «destrozaban

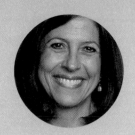

la vida». Por desgracia, he escuchado muchas veces palabras como estas. El enfoque que adopto con mis pacientes en estos casos es cuádruple, con el objetivo de apoyar a la persona en su conjunto durante esta transición hacia la interrupción de la regla, un proceso que normalmente abarca varios años:

1) receto un preparado homeopático basado en los síntomas concretos de cada mujer para reequilibrar a la persona en su totalidad y sobre todo para que su cuerpo equilibre todo lo posible las fluctuaciones hormonales;

2) procuramos mejorar determinados elementos relacionados con el estilo de vida, como describo más adelante;

3) si es necesario, recurrimos a hierbas y a suplementos para cualquier síntoma recalcitrante que no haya respondido a los anteriores intentos;

4) si es necesario, trabajamos también para optimizar el estado emocional de la persona y utilizamos las técnicas de la psicología de la energía (en inglés, *Psych-K*, *Emotion Code*) para deshacernos de las creencias limitantes y de las emociones bloqueadas.

Necesitaríamos un libro entero para escribir el enfoque homeopático de la menopausia, así que me limitaré a comentar que, si puedes acceder a un homeópata, sería un excelente punto de partida. Un preparado homeopático recetado con sensatez, que tenga en cuenta todos los síntomas y la persona en conjunto, puede contribuir en gran medida a reducir los problemas de cambios de humor, de sofocos y de insomnio, por nombrar solo algunos. La homeopatía hace que el cuerpo se reequilibre por sí mismo; por lo tanto, apunta a la causa del problema y tiene como resultado una curación real (no solo la reducción de los síntomas).

Por lo que respecta a las hierbas y los suplementos, los menciono para cada síntoma, si es necesario. En cuanto a la psicología de la energía… bueno, nunca podré decir lo suficiente sobre este enfoque emergente y los muchos beneficios que aporta. Deshacerse de los viejos condicionamientos que nos definen es más que pertinente en esta época de cambios que es la menopausia. Podremos así avanzar con una nueva definición más exacta de quiénes somos para aprovechar al máximo la segunda mitad de nuestra vida.

¿Y qué puedes hacer a partir de hoy para mejorar los aspectos de tu estilo de vida sobre los que tienes un control real? Los principales factores modificables son: la dieta, el ejercicio, el sueño y la gestión del estrés. ¿Por qué es tan importante? Porque cuanto más saludable estés, mejor te sentirás durante y después de la premenopausia.

Empecemos por la dieta. Hay tanta información disponible sobre este tema en internet que resulta difícil saber por dónde empezar. Me gustaría presentarte una dieta que ha funcionado bien para la mayoría de mis pacientes y para mí misma. Dado que el aumento de peso está casi siempre presente en las mujeres premenopáusicas, necesitamos una estrategia para combatirlo. El aspecto más frustrante de este aumento de peso es que sobreviene cuando no haces nada diferente, cuando comes y bebes como siempre. Esto ocurre porque el metabolismo se ralentiza con la edad y la disminución de las hormonas, y la distribución de las grasas cambia en la mujer, se traslada de las caderas, los muslos y los glúteos a la barriga. Cuando la grasa se aloja en el abdomen, es muy difícil pasarla por alto, sobre todo cuando te sientas, porque entonces los michelines son evidentes.

Recomiendo el programa 18-6, también llamado «ayuno intermitente». El ayuno se ha puesto muy de moda últimamente en diferentes opciones. Va desde ayunar 3 días tomando solo zumos hasta ayunar 10 días bebiendo solo agua, y todo lo que se pueda imaginar entre ambas opciones. Algunas personas se abstienen de comer un día por semana, por ejemplo los lunes, y ese día solo beben agua. El ayuno, lo hagas como lo hagas, permite que el cuerpo detenga su función digestiva y tenga más tiempo para regenerarse y desintoxicarse. Como muchos de nosotros comemos varias veces al día —desayuno, tentempié a media mañana, comida, merienda por la tarde, cena y tentempié antes de acostarnos—, el sistema digestivo rara vez se detiene... aunque comamos bien. Me gusta la idea del ayuno intermitente (regular, periódico) para dar al cuerpo el descanso necesario para regenerarse y desintoxicarse. Y creo que la manera más fácil de adoptar el ayuno es hacerlo con regularidad, día tras día, de manera que se integre fácilmente en nuestra rutina. Con el ayuno 18-6, absorbemos cotidianamente todas nuestras calorías en una franja de 6 horas y ayunamos durante las 18 horas siguientes. El momento del día en que coloques tu franja de 6 horas tiene poca importancia, pero es preferible elegir el mismo período cada día para dar cierto ritmo al cuerpo. Durante esas 6 horas puedes comer todo lo que quieras —no hay restricción calórica— y con la frecuencia que quieras. Durante las 18 horas de ayuno puedes beber agua, agua con gas (con limón), todo tipo de té e incluso café (con poca leche y poco azúcar). La idea es que puedes tomar cualquier bebida que no tenga calorías. Por ejemplo, muchas de mis pacientes deciden alimentarse entre las 13 y las 19 horas. Se beben su café o su té por la mañana, mucha agua, hacen una comida saludable y consistente hacia las 13 horas, un tentempié hacia las 16 horas y una buena cena a las 18.30 horas. Después de las 19 horas se abstienen de comer hasta el día siguiente. Tras tres o cuatro días les resulta fácil mantener el ritmo.

Los investigadores han descubierto que el ayuno de este tipo puede ayudar a reducir las reacciones inflamatorias del cuerpo que están en la raíz de muchas enfermedades. El programa 18-6 tiene además un efecto secundario maravilloso: ayuda a regular el peso de la mayoría de mis pacientes premenopáusicas que tienden a engordar incluso sin haber modificado sus hábitos. El único problema es el siguiente: no es una de esas dietas a la moda que solo duran tres meses. Se convierte en tu nueva manera de alimentarte. No creas que eso significa que no podrás aceptar una invitación a un *brunch* dominical o a un almuerzo de negocios por la mañana. ¡Claro que sí! Una trampita de vez en cuando no será dramática si reanudas el programa 18-6 al día siguiente.

Lo que comes también es muy importante. Recomiendo un enfoque básicamente vegano. Más allá de las cuestiones morales respecto de cómo se crían y sacrifican los animales y de la insostenibilidad a escala mundial del consumo habitual de alimentos de origen animal, los productos animales que comemos son sencillamente tan dañinos que aumentan en gran medida la carga de toxinas que afectan a nuestro cuerpo… lo que hace imprudente seguir consumiéndolos en grandes cantidades.

La dieta vegana es antiinflamatoria y alcalinizante. Tanto los ambientes inflamatorios como los ácidos favorecen el desarrollo de enfermedades, de modo que partes ya con ventaja. Llegado este punto, mis pacientes siempre me hacen dos preguntas: ¿qué pasa con las proteínas? ¿Me aportará suficientes proteínas una dieta vegana? La necesidad de proteínas en los adultos está totalmente sobrevalorada. El cuerpo utiliza las proteínas para garantizar su crecimiento y repararse. Como adultos, solo las necesitamos para repararnos, porque ya no crecemos. La necesidad de proteínas reparadoras puede ser totalmente satisfecha por alimentos vegetales con elevado contenido proteico: nueces, mantequillas de cacahuete, judías, lentejas, soja en todas sus formas y cereales ricos en proteínas, como la quinoa, el amaranto, etc. La segunda pregunta es: si como alimentos ecológicos, ¿no son menos tóxicos y por lo tanto es correcto consumir productos animales? Los productos animales ecológicos son sin duda menos dañinos que sus equivalentes no ecológicos; estos alimentos no contienen pesticidas, ni herbicidas, ni antibióticos, ni hormonas del crecimiento. Podemos pensar también que estos animales viven en condiciones óptimas. Sin embargo, esto no afecta a los efectos inflamatorios y acidificantes de estos productos, que están en la raíz de muchas enfermedades. Además, encontramos grandes cantidades de toxinas incluso en animales criados ecológicamente. En la naturaleza, los peces pueden estar contaminados no solo por mercurio, sino también por la radiactividad que sigue vertiéndose en el océano Pacífico a consecuencia de la tragedia nuclear de Fukushima, en Japón. Es más, las pruebas han mostrado que el ganado norteamericano quedó contaminado por la lluvia radiactiva de la catástrofe japonesa, que afecta no solo a la leche, sino también al queso, el yogur, la mantequilla y el resto de productos elaborados con leche.

No tengo la menor duda de que convertirte en vegana 18-6 (al menos el 80 % del tiempo) contribuirá más a mejorar tu salud y tu resiliencia que cualquier otra recomendación que pudiera hacerte. Aunque me es imposible prometerte que afectará positivamente a tus hormonas, estoy convencida de que este nuevo modo de vida te ayudará a desarrollar tu capacidad de adaptación durante la menopausia.

¡Hablemos de ejercicio! Como sabes, hacer ejercicio tiene muchas ventajas, en especial cuando te acercas a la menopausia. Fortalecer los huesos es la principal razón para hacer ejercicio en este período, ya que la pérdida ósea es prácticamente inevitable para la mayoría de las mujeres. En segundo lugar está el control del peso y el mantenimiento de la masa y de la fuerza musculares. Por último, no hay que olvidar que el ejercicio libera endorfinas, que pueden ayudar a estabilizar el estado de ánimo. A las que nunca han hecho ejercicio les recomiendo que empiecen lentamente y que no se dejen intimidar. Hay tres aspectos importantes a considerar en la actividad física: la musculación para aumentar la masa muscular y fortalecer los huesos, los estiramientos para mantener la flexibilidad y el entrenamiento aeróbico para optimizar la capacidad cardiovascular. Una rutina de yoga dos o tres veces por semana es excelente, así como andar rápidamente con un suave movimiento de brazos y pesos ligeros atados a las muñecas. Lo importante es moverse.

El sueño… ¡ay, el sueño! La mayoría de nosotros no pensamos en él hasta que nos falta. Solías quedarte dormida en cuanto apoyabas la cabeza en la almohada y despertarte ocho horas después, ¿verdad? Para las que han tenido hijos esto seguramente cambió, y una noche entera durmiendo se convirtió en una especie de sueño inalcanzable. Al acercarse la menopausia, el insomnio parece ser más la norma que una noche de sueño profundo y reparador. Si has seguido sin éxito todos los consejos habituales para dormir toda la noche (no utilizar aparatos electrónicos antes de acostarte, no realizar una actividad estimulante justo antes del sueño, no llevarte trabajo a la cama, etc.), te recomiendo la melatonina como salvavidas. Aunque no funciona para todo el mundo, este suplemento ayudará a muchas mujeres, porque el insomnio durante la menopausia a menudo se debe a que con la edad la glándula pineal produce menos melatonina. Así que la mejor manera de enfrentarse a la carencia de melatonina es sustituirla. Todo parece mucho mejor después de haber dormido bien la noche entera.

Lo que mucha gente no sabe es que hay dos tipos de melatonina: la de liberación inmediata, para las personas que no consiguen quedarse dormidas (prefiero la versión sublingual), y la de liberación prolongada, para las personas a las que les cuesta no despertarse.

Es importante elegir el tipo correcto. Recomiendo empezar con una dosis de 2-3 mg antes de acostarse. Si a las dos noches sigues sin dormir mejor, puedes aumentar progresivamente la dosis hasta los 10 mg. La melatonina no tiene efectos secundarios serios y sabrás que has tomado demasiada si a la mañana siguiente te sientes aletargada durante unas horas, incluso durante todo el día. El secreto es tomar justo la suficiente para quedarte dormida sin sentirte apática al día siguiente.

El último aspecto del estilo de vida que me gustaría comentar es el estrés. Cuando las hormonas disminuyen y fluctúan, y tienes los nervios de punta, incluso las cosas más pequeñas pueden parecer insuperables. Por una parte, cada vez más cosas te resultan estresantes, incluso cosas que antes dabas por sentadas. Por otra parte, también es posible que lo que te molesta, y solías meter debajo de la alfombra, ahora se niegue a que lo pases por alto y exija tu atención y que hagas cambios. En ambos casos, trabajar las emociones con la ayuda de un profesional o utilizando las técnicas de la psicología de la energía ya mencionadas permitirá aumentar la resistencia al estrés crónico en esta etapa. Hacer meditación de conciencia plena también es una excelente manera de controlar el estrés, así como el ejercicio o el hecho de hablar de lo que nos molesta con una persona de confianza.

En resumen, revisar tu estilo de vida y optimizar tus opciones respecto de la dieta, el ejercicio, el sueño y el estrés mejorará tu salud en general, lo que te ayudará a enfrentarte a los cambios de este importante período de tu vida.

OSTEOPOROSIS

La osteoporosis afecta a casi 10 millones de mujeres, y otros 25 millones sufren de osteopenia (pérdida moderada de densidad ósea sin alcanzar los niveles observados en los casos de osteoporosis). ¡Son muchas! ¿Y sabes cuál es la principal causa de esta pérdida de masa ósea? No es la insuficiente ingesta de calcio. Ni la herencia. Tampoco la falta de ejercicios de musculación... Aunque es cierto que todos estos factores contribuyen. La principal razón que provoca el deterioro óseo en las mujeres maduras es sencillamente la falta de hormonas.

Cuando los huesos se vuelven delgados y frágiles, tienden a desplomarse, desmoronarse y fracturarse con facilidad. El fenómeno se observa principalmente en las vértebras de la columna vertebral y en las caderas. Un estudio publicado en 2011 mostró que las mujeres de más de 65 años que se rompen la cadera son cinco veces más susceptibles de morir antes de un año. Es un descubrimiento sorprendente. ¿Cómo podemos cuidar nuestros huesos antes de que llegue la menopausia? Básicamente mediante la alimentación, los suplementos, el ejercicio y tomar hormonas.

Optar por una dieta que incluya mucha fruta, verdura, nueces y semillas puede ayudar de forma significativa. Las investigaciones muestran que las dietas ricas en proteínas animales tienen un mayor riesgo de fracturas que las dietas ricas en proteínas vegetales. La principal razón es que los productos de origen animal acidifican el cuerpo, que recurre al calcio de los huesos para neutralizar la acidez (mediante un efecto alcalinizante) y restablecer el equilibrio del pH sanguíneo. El brócoli, las verduras de hojas verdes y las semillas de sésamo son ricos en calcio y en minerales esenciales para la formación de los huesos. Las investigaciones también han demostrado que beber tres tazas de té (preferentemente verde) puede reducir casi en un tercio el riesgo de fractura. Si tu constitución es frágil y delgada, es primordial que tomes suplementos con una fórmula completa para la salud de los huesos, porque corres mayor riesgo de desarrollar osteoporosis. En este caso, las vitaminas más importantes son la D, B_{12} y E, y los minerales básicos son el magnesio, el manganeso, el boro y el estroncio.

Los ejercicios de musculación, que se basan en la gravedad (cuya ausencia explica la pérdida ósea que sufren los astronautas en el espacio), ayudan a fortalecer los huesos y deberían hacerse de tres a cinco veces por semana. Las mujeres más rellenitas, que desplazan un exceso de peso durante todo el día, tienen menos posibilidades de sufrir osteoporosis (una de las pocas ventajas del sobrepeso). En las mujeres más delgadas, con huesos más frágiles, el jogging, la musculación y andar desarrollan la fuerza y la densidad de los huesos… a diferencia de la natación, donde el agua soporta el peso (y por eso flotas).

Debo subrayar que la mejor manera de prevenir la pérdida ósea y reconstruir los huesos sigue siendo la terapia hormonal bioidéntica. Sin embargo, este tipo de terapia es un tanto controvertido, y la evaluación debe realizarse caso por caso. El hecho es que las hormonas (en concreto el estrógeno y la testosterona) son muy eficaces para reconstruir los huesos. Si las hormonas bioidénticas no te convencen o te parecen inasequibles, siempre puedes optar por los alimentos y las hierbas de reconocido efecto hormonal. Por ejemplo, las isoflavonas, que encontramos en grandes cantidades en los alimentos a base de soja, tienen un ligero efecto estrogénico, y muchos estudios han mostrado que ayudan a reducir el riesgo de osteoporosis. Pueden tomarse de forma segura hasta 10 mg diarios de DHEA, que es el precursor de la testosterona (el cuerpo la utiliza como materia prima para producir testosterona), para ayudar a aumentar los niveles de testosterona sin recurrir directamente a la hormona (en España, a diferencia de lo que sucede en algunos países, no puede comprarse DHEA sin receta médica). Los extractos de tribulus y de panax ginseng también tienen efectos parecidos a los de la testosterona y, en teoría, podrían ayudar a mantener y fortalecer los huesos.

Muchos estudios han demostrado que, para obtener resultados óptimos, es preciso combinar los dos enfoques, incluyendo una dieta rica en minerales, suplementos de vitaminas D y K2, minerales adicionales y ejercicio. Si es necesario ir algo más allá, en casos concretos podemos incluir también la terapia hormonal bioidéntica.

Antes de nada, el primer paso es evaluar la salud real de tus huesos mediante una prueba de densitometría ósea. Podrás seguir la evolución de la densidad de tus huesos con el paso de los años. Se recomienda que las mujeres con riesgo de osteoporosis se hagan la prueba cada dos años.

AGRADECIMIENTOS

¿Por quién empezar, cuando todas y todos vosotros habéis tenido vuestro papel para que este libro se escribiera? Así que, de forma ordenada o desordenada, quiero dar las gracias a:

Florence Noyer, que se embarcó inmediatamente en este proyecto.

Erwan Leseul, mi editor, por su contagioso entusiasmo y su amabilidad durante todo el proceso de escritura.

Stef, la talentosa ilustradora y diseñadora gráfica que ha sabido traducir mis palabras con un golpe de lápiz, con una creatividad maravillosa y mucho humor.

Aline, la encantadora celestina que me presentó a Stef.

Lisa Samet, mi querida bruja, que suavizó mi paso por este tumultuoso período de mi vida.

Mi madre, mi inagotable fuente de aliento, y mi padre por su apertura de mente…

Mi hermana Lina, por nuestras charlas «premenopáusicas» y por todo lo demás.

Mi tía Coco y mi abuela, dos luchadoras.

Mis amigas Manon, Cat, Chantal y Nathalie, que me contaron sus historias.

Mi amiga Marie B., mi cómplice y mi confidente.

Mi amiga Yogi, que sin saberlo me empujó a concretar este proyecto en 2017.

Mi amiga Nat B., otra mujer que me inspira…

Mi compañera Perrine por su valiosa ayuda.

Jeanette G, que me habló de Lisa y de sus poderes mágicos.

Pierre, mi pareja, por razones evidentes…

¡Gracias, gracias, gracias!

Mirella